Diana R. Evans
Essen Sie sich schön!

Diana R. Evans

Essen Sie sich schön!

Erfolgsgarantie
orthomolekulare
Ernährung

Ariston Verlag · Genf/München

Die Deutsche Bibliothek – CIP-Einheitsaufnahme

EVANS, DIANA R.:
Essen Sie sich schön!: Erfolgsgarantie orthomolekulare
Ernährung / Diana R. Evans. – Erstaufl. – Genf; München:
Ariston Verlag, 1993
ISBN 3-7205-1709-8

Unter Mitarbeit von
JUTTA WELLMANN

Gestaltung des Schutzumschlages:
Atelier Höpfner-Thoma, GraphicDesign BDG, München
Umschlagphoto: The Image Bank, München
Satz: Uhl + Massopust, Aalen
Druck und Bindung: Wiener Verlag, Himberg bei Wien

Erstauflage Januar 1993
Zweite Auflage Oktober 1993
Printed in Austria 1993

ISBN 3-7205-1709-8

Inhalt

Vorwort

Selbstdarstellung ist *gut* – Selbstverwirklichung ist *in*! So könnte man das wachsende Bewußtsein für die eigene hochindividuelle Gesundheit überschreiben. Damit gewinnt die Vorbeugung hohe Bedeutung, Vorbeugung aber nicht im Sinne von passiver Vermeidung, sondern aktiver Anpassung, Harmonisierung der alltäglichen Belastungen mit der eigenen Belastbarkeit, um Überlastungen zu verhindern.

Was heißt nun aktive Vorbeugung, welche Maßnahmen sind möglich? Hierzu die Grundaussage: Wenn sich ein Organ oder ein Organsystem nicht im Gleichgewicht mit der ganzen Leistungsanforderung befindet, so geht es dem ganzen Individuum schlecht. Gesundheit und Wohlbefinden betreffen also immer den ganzen Menschen mit Leib und Seele.

In dieses ganzheitliche Konzept der Selbstverwirklichung gehört auch der Bereich *Schönheit*, der für die innere Harmonisierung große Bedeutung hat. Der Begriff Schönheit meint dabei nicht in erster Linie kosmetische Maßnahmen, sondern die Gesamtausstrahlung der individuellen Persönlichkeit – und reflektiert damit auch die Gesundheit des Individuums.

Die Risiken für Gesundheit und Schönheit steigen besonders mit zunehmendem Alter erheblich an. Die Altersveränderungen an Zellen und Geweben führen zu schwindender Schönheit und bedrohen das Individuum mit Multimorbidität. Alle Maßnahmen, die zu einem Alter in Gesundheit beitragen, sind damit auch der Schönheit zuträglich. Gute Durchblutung, elastisches Bindegewebe, intaktes Sensorium, motorische Aktivität, zentralnervöse Funktionalität, harmonische Sexualität, psychische Aktivität, soziale Kommunikation, stabile Immunitätslage und vieles mehr sind Kriterien, auf denen sich Gesundheit *und* Schönheit in Jugend und Alter aufbauen.

Im vorliegenden Buch wird dabei die Rolle einer gesunden Ernährung im Rahmen dieses umfassenden Konzeptes herausgestellt. Dabei wird hier nicht eine neue Schönheitsdiät propagiert, es geht vielmehr um die Grundlagen einer Ernährungsstrategie, mit der Schönheit von innen und außen vermittelt wird, die sich aber auch übergangslos in ein umfassendes gesundheitliches Vorbeugungs-. konzept einfügt.

Das Buch verdient eine breite Leserschaft, die sich viele nützliche Anregungen holen kann.

Professor Dr. med. Dr. rer. nat. Karlheiz Schmidt
Universitätsklinik Tübingen

Einleitung

Dieses Buch will Ihnen zu einem gesunden Körper, einer gepflegten Erscheinung und so schließlich zu innerer Ausgeglichenheit verhelfen. Denn in dem Maße, in dem Ihre äußere Erscheinung gewinnt, verändert sich auch Ihre Psyche. Sie werden selbstbewußter, erfolgreicher, belastbarer und umgänglicher.

Es ist ein Buch zum Benutzen, die bloße Kenntnisnahme des Inhalts reicht nicht aus. Ein bißchen verlange ich Ihnen schon ab. Denn es bedarf der Willenskraft und Ausdauer, sich von mancher liebgewordenen »schlechten Gewohnheit« zu trennen, vielleicht den Speisezettel völlig umzustellen und ein neues Leben zu beginnen. Wenn Ihnen dies gelingt, lohnt der Erfolg Ihre Mühe.

Das endlose Sündenregister

Eigentlich ist es unfaßbar, wie selbstverständlich sich der Mensch seines Körpers bedient, dieser unermüdlichen Maschine, die im Notfall noch bis zuletzt unter unglaublichen Bedingungen funktioniert. Kein Auto würde ohne Öl und Benzin fahren, ohne regelmäßige Wartung und pflegliche Behandlung. Aber der Körper muß es. Natürlich reagiert er früher oder später mit Ausfällen und Krankheiten – die wir dann wieder als schicksalsgegeben hinnehmen.

Dabei hätten wir so viel mehr Freude mit unserem Körper, würden wir ihm nur etwas mehr liebevolle Sorgfalt angedeihen lassen. Deshalb möchte ich Ihnen auch etwas mehr Bewußtsein für den Umgang mit Ihrem eigenen Körper nahelegen. Denn die meisten Menschen sind irgendwie krank, abgenutzt, überlastet, schlecht ernährt. Doch sie haben sich so an ihre Probleme gewöhnt, daß sie nicht auf den Gedanken kommen, kompetente Hilfe zu suchen.

Ihr Körper dient Ihnen nur in dem Maße, in dem Sie selbst sich um ihn kümmern, ihm also geben, was er braucht. Verblüffenderweise wenden die meisten Menschen wesentlich mehr Geld für Kosmetik und Kleidung, Haarpflegemittel und Schmuck auf als für die Ernährung. Im Gegenteil: Das Essen soll möglichst billig sein. Doch irgendwann sieht man auch unter dem besten Make-up das faltige, müde Gesicht und unter dem schönsten Kleid den unförmigen Körper.

Die orthomolekulare Wissenschaft mit ihren wertvollen Erkenntnissen über das wunderbare Wirken der verschiedenen Nährstoffe, wie der Vitamine, Spurenelemente, Proteine, Fettsäuren und anderen, kann Ihnen helfen. Mit der richtigen Menge und Zusammensetzung dieser natürlichen Nährstoffe verschönern Sie Ihren Körper wirkungsvoller, als jede teure Kosmetik es könnte. Wußten Sie etwa, daß Vitamin A für Haut und Haare nahezu Wunder wirkt und sogar Altersflecken beseitigt? Kennen Sie schon die zahlreichen Möglichkeiten des Schönheitsvitamins E, das Reparaturvermögen und die Schutzfunktionen zahlreicher Mineralien und Spurenelemente?

Schönheit fängt beim Einkauf an

Die wichtigste Gebrauchsanleitung für dieses Buch lautet: Finden Sie zunächst Ihr Hauptschönheitsproblem heraus und beachten Sie dann meine diesbezüglichen Empfehlungen. Immer werden Sie feststellen, daß ich zum Einkauf qualitativ hochwertiger, naturbelassener Waren rate. Grundsätzlich warne ich auch vor zu langem Kochen, Garen und Dünsten oder gar dem beliebten Aufwärmen von Speisen. Bei Tiefkühlung ist äußerste Vorsicht geboten.

Ernährungsgewohnheiten ändern

Ihre neue Ernährung wird abwechslungsreich und schmackhaft sein. Sie werden lernen, mit Fett zu geizen, statt Butter Pflanzenmargarine und für den Salat kaltgepreßte Pflanzenöle zu verwenden. Frische Kräuter und Gewürze ersetzen Kochsalz, und Zucker bleibt weitgehend weg. Sie werden den köstlichen süßen Eigengeschmack von Beeren und anderem Obst kennenlernen, und nicht zuletzt werden Sie bewußter trinken – natriumarme Mineralwässer, Kräutertees und Früchtetees, Sauermilchgetränke und verdünnte Fruchtsäfte oder Gemüsesäfte.

Eine ausgewogene Vollwerternährung sichert die ausreichende Zufuhr aller Vitamine und Mineralien. Täglich frisches Gemüse, Obst, Milchprodukte mit rechtsdrehender Milchsäure, Getreide aus biologischem Anbau, unbehandelte Nüsse, dreimal wöchentlich Meeresfisch – wenn dies alles noch schonend zubereitet wird, schaffen Sie sich eine gesunde Ernährungsbasis.

Den Verzehr von Fleisch lehne ich nicht grundsätzlich ab, in Maßen befürworte ich ihn. Denn Fleisch enthält einige wichtige Stoffe, die keine andere Quelle dem Körper sonst liefert. Ratsam ist es jedoch, Fleisch aus artgerechter Tierhaltung zu wählen (möglichst Lamm, Pferd, Wild, Rind) und es nicht häufiger als jeden fünften Tag zu verzehren.

Umweltgifte in unserem Körper

Ertragsorientierte Anbaumethoden mit reichlicher Düngung und industrielle Verarbeitung belasten unsere Nahrungsmittel und schließlich unseren Körper ebenso wie Luftschadstoffe, verstärkte Strahlung und anderes mehr. Gegen viele schädliche Einflüsse aus der Umwelt kann auch die orthomolekulare Wissenschaft nichts ausrichten. Nur wenigen vermögen wir uns einigermaßen zu entziehen. Wer aber auf eine ausgewogene Ernährung mit möglichst geringen Anteilen an schädlichen Substanzen achtet, verkraftet die übrigen Belastungen besser. Frische Luft, ausreichend Schlaf, Bewegung, Verzicht auf Nikotin und Alkohol tragen ebenfalls dazu bei.

Abstellen können Sie Belastungen durch Quecksilber, enthalten in Amalgamfüllungen im Gebiß, in manchem Lidschatten, in Thunfisch aus der Konserve, dem Fieberthermometer und anderem. Cadmium atmen Sie mit der Luft und mit Zigarettenrauch ein, es verbirgt sich im Trinkwasser, in Wildpilzen und manchen Nahrungsmitteln. In Innereien und manchem Fisch finden sich nebst Cadmium noch die Umweltgifte Blei, Quecksilber, Arsenik und Nickel. Kaufen Sie also mit Umsicht ein, klären Sie, woher die Ware stammt. Viele Kosmetika enthalten gleichfalls Schwermetalle. Die umfangreiche Gesamtproblematik kann hier nur kurz angedeutet bleiben. Zahlreiche Umweltgifte lassen sich durch eine einfache Blutuntersuchung oder Urinuntersuchung durch den Arzt nachweisen. Hat Ihr orthomolekularmedizinisch fachkundiger Berater entsprechende Symptome festgestellt, unterziehen Sie sich einer solchen Untersuchung.

Was bedeutet »orthomolekulare Ernährung«?

Die Wortbedeutung erklärt das Grundprinzip. Das griechische »orthos« meint »richtig, gerade, wahr, recht«, und »molekular« bezieht sich auf die Moleküle, die kleinsten selbständigen Einheiten einer Substanz. Die Orthomolekularmedizin und die orthomolekulare Ernährungsweise bedienen sich zahlreicher Einzelsubstanzen, die der Körper für seine Gesunderhaltung und Funktiontüchtigkeit benötigt, in der entsprechenden Dosierung. Ziel ist eine optimale Versorgungslage des Körpers und das Gleichgewicht aller das Wohlbefinden fördernden Stoffe.

Besonderer Wert wird auf einen möglichst hohen Gehalt an solchen natürlich in unserer Nahrung vorkommenden Substanzen gelegt. Die orthomolekulare Ernährung orientiert sich daher an der Qualität der Lebensmittel, die sie durch zusätzliche Nährstoffe ergänzt. – Um es zusammenzufassen: Entscheidend sind die richtigen Nahrungsmittel und die richtigen zusätzlichen Nährstoffe zum richtigen Zeitpunkt in der richtigen Dosierung.

Die orthomolekulare Ernährung berücksichtigt vor allem die Mikronährstoffe, also Vitamine, Mineralstoffe, Spurenelemente,

Aminosäuren (Proteinbausteine) und Fettsäuren. Sie sind für den Organismus ebenso bedeutsam wie die Makronährstoffe Fett, Eiweiß und Kohlenhydrate. Es handelt sich daher um Substanzen, die im Körper vorkommen – nur eben vielleicht nicht in ausreichender Menge –, nicht um organismusfremde Stoffe.

Unsere Nahrung – Auswahl und Umgang mit ihr

Wie erwähnt, beziehen wir die genannten wertvollen Substanzen in erster Linie aus der Nahrung. Da unser modernes Leben mit einem geringen Energieverbrauch einhergeht, sollten Sie minderwertige Lebensmittel und raffinierte, wie Zucker, Weißmehl und alle daraus hergestellten Erzeugnisse, von vornherein aus Ihrem Speiseplan streichen. Fertigprodukte lassen Sie beim Einkauf bitte ebenfalls im Regal – sie geben Ihrem Körper nicht viel mehr als Kalorien (Joule).

Entscheidend ist ferner die richtige Zubereitung der frischen Nahrungsmittel:

O gründlich waschen, jedoch nicht unter fließendem Wasser, sondern in einer Schüssel mit Wasser durchschütteln,
O direkt vor dem Verzehr zubereiten, nicht stehen lassen,
O kurz garen, bei niedriger Temperatur,
O niemals warm halten.

Oft ist es notwendig, Nährstoffe hinzuzufügen. Diese erhalten Sie in Apotheken, Drogerien und teilweise im Supermarkt. Entscheidend sind die richtige Einnahme, Dosis und Zusammenstellung. Halten Sie sich daher an die Richtlinien in diesem Buch beziehungsweise an die Empfehlungen auf den Beipackzetteln der entsprechenden Produkte aus der Apotheke. Wenden Sie sich im Zweifelsfall an einen mit orthomolekularer Medizin beziehungsweise Ernährung vertrauten Berater oder Arzt.

Ein Wort an die Herren

Eßbare Schönheit ist nicht nur ein Thema für die Damen, sondern gleichermaßen für Sie. Denn auch bei Männern wird heute in Beruf und Karriere immer mehr Wert auf ein gepflegtes Äußeres gelegt. Und außerdem: Frauen freuen sich, wenn ihr Partner gut aussieht...

Was Sie in diesem Buch finden

Dieses Buch ist kein medizinischer Ratgeber. Sollten Ihre Schönheitsprobleme mit gesundheitlichen verbunden sein, müssen Sie einen Arzt aufsuchen. Bestehen individuelle Probleme, empfehle ich, sich an einen der im Anhang genannten Behandler zu wenden.

○ Schlagen Sie das Buch einfach unter dem Stichwort Ihres persönlichen Schönheitsproblems auf. Um zu erfahren, wie Sie Abhilfe schaffen können, brauchen Sie keineswegs das ganze Buch zu lesen. Alles, was Sie über Ihr Problem wissen müssen, erklärt Ihnen das entsprechende Kapitel.

○ Jedes Kapitel bietet Hinweise auf Nahrungsmittel, die Ihre Situation günstig beeinflussen, und auf solche, die vielleicht mit zur Entstehung beitrugen und die Sie in Zukunft besser meiden.

○ Da die Nahrung, auch die beste, in unserer Zeit sehr ausgelaugt ist, rate ich, bei jedem Problem zusätzlich Nährstoffe zu nehmen. Hier kann ich natürlich nur allgemeine Empfehlungen geben, im Einzelfall sollten Sie sich von einem Experten beraten lassen.

Das Zeichen »*« bedeutet, daß Sie das Produkt in einem Bioladen, Reformhaus, Naturkostladen oder Naturkosmetikgeschäft beziehen können.

Eingetragene Warenzeichen sind nicht als solche gekennzeichnet. Fehlt bei geschützten Warennamen also der entsprechende Hinweis, gelten sie dennoch nicht als frei.

Der Übersichtlichkeit halber sind nahezu alle in den einzelnen Kapiteln genannten Vitamine als Einzelvitamine behandelt, obwohl die meisten von ihnen eine Gruppe von mehreren Substanzen bilden. Nur bei dem sehr umfangreichen Vitamin-B-Komplex ist dies innerhalb der Kapitel berücksichtigt. Bei den übrigen findet sich im Anhang eine genauere Aufgliederung.

Abkürzung: I. E. = Internationale Einheiten.

Erstes Kapitel
Haare und Kopfhaut

Haare, Anhangsgebilde der Haut, dienen unter anderem der Temperaturregulation und dem Strahlenschutz. Unser Kopfhaar gilt aber vor allem auch als Schönheitsattribut. Welcher Pflege das Haar bedarf und wie wir es so ernähren, daß es als Kopfschmuck wirkt und uns möglichst keine Schwierigkeiten bereitet, sei nun besprochen.

Glänzende Locken, volles Haar, eine Frisur, die den ganzen Tag auch bei Wind und Wetter hält – es soll so einfach sein, Kraft und Fülle ins Haar zu zaubern. Man brauche nur ein gutes Shampoo und eine besondere Spülung, schon seien Haarprobleme gelöst. Es stimmt, daß die Pflege von außen mit sorgfältig zusammengestellten Präparaten unerläßlich ist. Ebenso hat die Empfehlung des täglichen Bürstens nach wie vor Gültigkeit.

Doch dies sind nur äußere Einwirkungen auf einen Bestandteil des Körpers, der noch viel mehr von inneren, nämlich seelischen und ernährungsbedingten Gegebenheiten, abhängig ist. Wer hat es nicht schon beobachtet: Bei Streß oder Krankheit hängen die Haare matt herunter, sind brüchig und stumpf, fetten stark, lassen sich schlecht frisieren.

Das Haar ist ein feines Barometer für den Gesamtzustand des Menschen. Es verwundert also nicht, daß es auch empfindlich auf das reagiert, was wir essen. Ehe Sie mit teuren Ampullen und Tinkturen versuchen, den Zustand Ihres Haares zu verbessern, lohnt es sich, den täglichen Speisezettel zu überprüfen. Jede Unausgewogenheit an Nährstoffen kann zu Haarproblemen führen. Einseitige Ernährung – immer nur Fertigprodukte, Tütensuppen, belegte Brote – beeinträchtigt Ihr Aussehen und damit ebenso die Schönheit Ihres Haares.

Auf einem Quadratzentimeter Kopfhaut wachsen durchschnittlich 120 Haare. Menge und Stärke der einzelnen Haare variieren, je nach dem Typus des Trägers: Blonde Menschen mit heller Haut besitzen die meisten, aber auch die feinsten Haare – pro Kopf etwa 140 000. Jeder dunkelhaarige Mensch besitzt etwa 110 000 – mittelstarke – Haare, während die Rothaarigen, deren einzelnes Haar die stärkste Struktur aufweist, sich mit 90 000 Haaren begnügen müssen. Je feiner das Einzelhaar ist, desto empfindlicher reagiert es auf alle äußeren und inneren Einflüsse.

Seine Farbe erhält das Haar von den Pigmentzellen der Lederhaut, der mittleren der drei Hautschichten Oberhaut, Lederhaut und Unterhaut. Diese Zellen geben Farbstoffe an den Haarkeim ab, der sich in der Lederhaut befindet. – Das Grauwerden des Haares hängt mit einer »Ermüdung« der Pigmentzellen zusammen, einem ganz normalen Prozeß im menschlichen Leben. Nahezu alle Körperfunktionen, wie Hormonproduktion, Funktion der Nieren und des gesamten Nervensystems, beeinflussen das Haar. Mit zunehmendem Alter werden diese Funktionen schwächer. Doch haben zum Beispiel Vitamine, vor allem aus der B-Gruppe, eine günstige Wirkung. Entsprechende Nährstoffgaben können das vorzeitige Grauwerden der Haare durchaus hinauszögern.

Die Kopfhaare bilden kleine Büschel von jeweils fünf Haaren in verschiedenen Entwicklungsstadien. Bis zur Bildung eines neuen Haares vergehen 40 bis 89 Tage. Das Haar wächst täglich um etwa 0,3 bis 0,4 mm. Die Lebensdauer eines gesunden Haares beträgt normalerweise drei bis fünf Jahre. Erreicht das Haar nicht die übliche Lebensdauer, wird es brüchig und fettig, oder fällt es gar büschelweise aus, dann erhält es nicht genügend Nährstoffe. Dazu zählen vor allem Vitamine, wie alle Vitamine der B-Gruppe – Biotin, Pantothensäure, Inositol, Cholin, um nur einige zu nennen.

Schönes, gesundes Haar, das wie Seide glänzt, kann nicht das Werk weniger Stunden sein. Man muß das Haar ein Leben lang hegen und pflegen, von außen und von innen.

Tips für die Pflege von außen

Shampoo
Fast jedes Shampoo, leider auch die sogenannten »alternativen« Haarwaschmittel, enthält künstlich erzeugte »waschaktive« Stoffe (zum Beispiel Laurylsulfat, Ethersulfat). Diese Zusätze können die Kopfhaut schuppig und rauh werden lassen, ja sogar Ekzeme verursachen.

Am besten verwenden Sie ein 51prozentiges *Aloe-vera*-Shampoo* mit Biotin und Jojobaöl oder mit Pantothensäure.

Nach der Haarwäsche
Es empfiehlt sich 78prozentiger *Aloe-vera*-Haarbalsam*, ebenfalls mit Biotin und Jojobaöl.

Für die Kopfhaut
Massieren Sie eine Proteinkur* ein oder einen mit Sauerstoff angereicherten Schaum*.

Tips für die Pflege von innen

Pflege von innen meint die richtige Ernährung für das Haar. Da es in der Hauptsache aus Proteinsubstanzen besteht, ist eine Nahrungszusammensetzung ideal, die außer Mineralien und Vitaminen sehr viel Proteine enthält. Eigentlich wird nicht das Protein selbst benötigt, sondern die Aminosäuren, aus denen die Proteine sich aufbauen. Ist eine Aminosäure nur in geringem Maß vorhanden oder fehlt sie, schränkt dies nicht nur die Wirksamkeit aller anderen ein, sondern gleichzeitig auch die von Vitaminen und Mineralien.

Sehr proteinreich sind Lamm- und Rindfleisch, Fisch (Lachs) und ausgewählte Milchprodukte, wie Dickmilch, Buttermilch und Quark ohne Konservierungsmittel. Gemüse und Früchte bieten kaum Proteine (sind aber für die Vitaminzufuhr wesentlich). Achten Sie daher bei jeder Mahlzeit auf einen ausgewogenen Proteinanteil.

Brüchiges, trockenes Haar

Der typische Fall

Kein Wunder, daß Isolde, die agile 50jährige Boutiquebesitzerin, über Probleme mit ihrem Haar klagt: Seit Jahren färbt sie es blond, obendrein versieht sie es mit Dauerwellen. Jetzt bricht das Haar, ist stumpf und glanzlos, und die Kopfhaut juckt. Die ständige Behandlung mit Präparaten, die in die Struktur des Haares eingreifen, bedeutet für das Haar eine große Belastung. Bei Isolde kommt aber, wie unser Gespräch schnell zeigt, noch eine starke Fehlernährung hinzu: Sie führt ihre Boutique allein, da bleibt nicht viel Zeit für das Essen. Meistens besteht es aus einer Pizza von nebenan oder ein paar Wiener Würstchen. Der Zustand von Isoldes Haar spiegelt die jahrelangen einseitigen Ernährungsgewohnheiten nun deutlich wider.

Warum wird das Haar brüchig und stumpf?

Proteine und das Vitamin A sind daran beteiligt. Ein Mangel verändert nicht nur die Farbe, sondern ebenfalls die Struktur des Haares. Zu beachten ist allerdings, daß ein Überschuß an Vitamin A dieselben Symptome hervorrufen kann.

Sehr oft ist die Trichorrhexis, so der Fachausdruck für brüchiges Haar, eine Folge zu starker mechanischer oder chemischer Beanspruchung. Zu häufiges Färben, Dauerwellen, Windeinwirkung und Witterungseinflüsse führen bei etwa vierzig Prozent der Erwachsenen zu übermäßig trockenem Haar und gespalten Haarspitzen. Wer solche Probleme hat, sollte sehr zartfühlend mit Kopfhaut und Haar umgehen. Herren sollten das Kopfhaar lieber nicht rasieren.

Blondhaarige dürfen nicht zu oft in die Sonne gehen. Hartes Bürsten oder häufiges Kämmen ist bei solchem Problemhaar fehl am Platz.

Brüchiges Haar kann allerdings erblich bedingt sein. In diesem Fall handelt es sich um eine Enzymopathie – eine erbliche Stoffwechselkrankheit, die durch mangelhafte Bildung biologisch wichtiger Stoffe hervorgerufen wird. Die Folge ist eine Fehlfunktion der Nieren. Hautveränderungen sind ebenfalls eine typische Begleiterscheinung des Krankheitsbildes.

Unter Umständen können für brüchiges, stumpfes Haar auch Krankheitserreger, Hefepilze oder Dermatophyten (Hautpilze) verantwortlich sein. Die Erreger kann der Arzt aufgrund einer Stuhlprobe feststellen. Verbessert eine Ernährungsumstellung die Haarqualität nicht, sollten Sie ebenfalls ärztliche Hilfe suchen.

Tips für die Pflege von außen

Gegen trockenes und sprödes Haar helfen Massagen mit Pferdefett*. Cremen Sie die Kopfhaut zwei- bis dreimal wöchentlich gründlich damit ein. (Am besten läßt man das Fett dreißig Minuten einziehen.)

Ernährungsempfehlungen

Viel Blattgemüse und Salat sollte der Speiseplan vorsehen, möglichst jeden Morgen Früchte und viel Frischfisch, vor allem Lachs. Nüsse, Tofu* und andere Sojaprodukte* liefern das nötige pflanzliche Eiweiß.

Ergänzende Nährstoffe

Vitamin A (aus Fischleberöl)	bis zu 50 000 I. E.
Magnesium	bis zu 500 mg
Sulfur (Schwefel)	bis zu 200 mg
Zink	bis zu 150 mg
Folsäure	bis zu 400 µg
Vitamin B_6	bis zu 250 mg
	(unter ärztlicher Anleitung)
Biotin	bis zu 100 mg
Cholin	bis zu 100 mg
Vitamin C	1 g bis zur Toleranzgrenze.

Nicht alle der angegebenen Substanzen sind rezeptpflichtig. Dennoch sollten ihre Anwendung und Dosierung unbedingt mit einem Arzt besprochen werden, der sich mit Orthomolekularmedizin beschäftigt.

Dieser Hinweis gilt für alle nachfolgenden Empfehlungen zur ergänzenden Gabe bestimmter Nährstoffe.

Ergibt der ärztliche Befund, daß Hefepilze oder andere Mikroorganismen sich im Magen-Darm-Kanal befinden, dann ist die im Anhang empfohlene »Anti-Pilz-Diät« ratsam.

Fettiges Haar

Der typische Fall

Luises Problem ist nur zu offensichtlich. Strähnig und fettig hängt ihr eigentlich schönes Haar bis zu den Schultern herab. Auch die Gesichtshaut glänzt verdächtig. Wie viele Betroffene hat sie schon alles mögliche versucht, vom Spezialshampoo bis zu Omas Hausmittel – vergeblich. Gemeinsam analysieren wir ihre Ernährung und finden heraus, welche Nährstoffe dem Körper fehlen. Zusätzlich schadet Luise ihrer Haut und ihrem Haar, indem sie zuviel Kaffee trinkt und Zigaretten raucht.

Weshalb fettet das Haar so schnell?

Menschen mit einer sehr fetthaltigen Körperhaut haben schnell fettiges Haar. Eine gewisse Menge Fett braucht das Haar, um glatt, geschmeidig und fest zu bleiben. Zu Problemen kommt es jedoch bei Mangel an Luft und Vitaminen beziehungsweise Nährstoffen. Von Bedeutung ist hierbei der Schwefelanteil im menschlichen Körper. Denn das Spurenelement Schwefel greift in den Fettstoffwechsel ein. In Verbindung mit lebenswichtigen Aminosäuren dient es als eine Art Brücke, über die andere wichtige Nährstoffe, wie Mineralien, Vitamine und Fettsäuren, in den Stoffwechsel transportiert werden.

Schwefel gelangt über die Nahrung in den Körper. Durch falsche Ernährung, in diesem Fall eine zu geringe Aufnahme von Schwefel, kann die Brückenfunktion zerstört werden. Das Ergebnis sind verstopfte Poren und fettiges Haar – um es unkompliziert auszudrükken.

Tips für die Pflege von außen

Hilfreich ist eine Schwefelmilch-Ölkur*. Bei jeder Haarwäsche massieren Sie den Inhalt einer Ampulle ein paar Minuten kräftig in das Haar ein. Eine Massage der Kopfhaut ist bei fettigem Haar allerdings unangebracht, denn sie regt die Durchblutung und damit die Talgproduktion des Haarbodens an.

Schönheitstip
Kurzhaarfrisuren sehen bei fettigem Haar besser aus. Je länger das Haar ist, desto strähniger und dünner wirkt es.

Ernährungsempfehlungen

Proteinhaltige Nahrungsmittel, die vor allem viel Calcium, Magnesium und Vitamin E enthalten, sind die besten Quellen, aus denen der Körper Schwefel beziehen kann. Dazu zählen
Weizenkeimöl;
Fenchelknollen, Grünkohl, Knollensellerie, Kopfsalat und andere Blattsalate, Kürbis, Löwenzahnblätter, Rapunzel, Kresse, Mangold, Paprikafrüchte, Porree, Rotkohl;
Haferbrot, Gerstenbrot, Haferflocken, Hirsenudeln, Knäckebrot, unpolierter Reis, Roggenmehl Type 1740 und Type 1800;
Hammelkeule, Lammfleischfilet;
Haselnüsse, Pistazien, Paranüsse;
Frischfisch, wie Heilbutt, Kabeljau, Rotbarsch, Lachs;
Himbeeren, Erdbeeren, Blaubeeren, Pfirsiche, Pflaumen;
Eintöpfe mit Linsen, Nudeln oder Reis.
Trinken Sie schwefelreiches Mineralwasser.

Ergänzende Nährstoffe

Vitamin-B-Komplex	bis zu 50 mg
Vitamin A	bis zu 10 000 I. E.
Vitamin E	bis zu 400 I. E.
Vitamin C	hochdosiert,
	bis zur Toleranzgrenze
Chrom GTF	3× täglich 2 Tabletten

(Glucosetoleranzfaktor)
mehrfach ungesättigte Fettsäuren
(siehe auch die Hinweise unter »Akne«).

Vorzeitig ergrautes Haar

Der typische Fall
Vor einem halben Jahr, so sagt mir der 35jährige Frank, habe er
noch dichtes, schwarzes Haar gehabt. Jetzt zeigt es auffällig viele
graue Haare – zu viele für einen Mann seines Alters. Unser Gespräch fördert einen Berg von Problemen zutage, die neben unre-
gelmäßiger, falscher Ernährung seine Haarsorgen erklären: Den
jungen Unternehmer bedrücken geschäftliche Sorgen, die ihm den
Schlaf rauben, außerdem setzt ihn seine verwöhnte Freundin Bar-
bara unter Druck. Statt seinen Körper in dieser Krise mit ausgewo-
gener, gesunder Kost zu unterstützen, verabreicht Frank ihm höchstens mal eine Tüte Pommes frites zwischendurch.

Wie entstehen graue Haare?

Die Neigung zm frühzeitigem Ergrauen kann erblich bedingt sein
und ist mit einer Nährstoffbehandlung dann nicht zu verändern.
Meistens hängt das vorzeitige Grauwerden aber mit einer ungesun-
den Lebensweise zusammen: Dauernde Anspannung, einseitige Ernährung, Nikotin und Alkohol beeinträchtigen die Haarfarbe. Wie
bereits am Beginn dieses Kapitels erwähnt, beruht dies einmal auf

einer »Ermüdung« der Pigmentzellen, zum anderen auf einem Mangel an Vitaminen der B-Gruppe.
Ebenso kann ergrautes Haar auf einen Nährstoffmangel in bestimmten Organen und damit auf Fehlfunktionen zum Beispiel der Nieren, der Nebennieren oder der Leber hinweisen. Wenn Sie nicht gleich zum äußersten Mittel, wie Tönen oder Färben, greifen wollen, das Ihr Haar strapaziert, sollten Sie es erst einmal mit einer Umstellung Ihrer Ernährung versuchen.

Ernährungsempfehlungen

Wählen Sie Lebensmittel mit einem ausreichenden Anteil an Vitamin B und Proteinen. Der Vorzug gilt
Rinderleber und Hühnerleber;
Produkten aus vollwertigem, biologisch angebautem Getreide, Weizenkeimen, Melasse;
roter Bete, Wirsingkohl, rohem Spargel, Chinakohl, rohem Weißkohl, Spinat, rohem Rosenkohl, weißen Bohnen und Pastinaken;
Walnüssen, Haselnüssen, Pistazien, süßen Mandeln, Paranüssen, Kokosnuß, frischen Erdnüssen;
Frischfisch, wie Leng, Limande, auch Brathering;
französische Weichkäse und Käse aus Italien und Großbritannien, wie Mozzarella, Bel Paese, Parmesan oder Cheddar und Chester, sind gute Proteinlieferanten.

Ergänzende Nährstoffe
Vorbeugen können 5 mg Folsäure, 300 mg PABA* (das ist eine Aminobenzoesäure – siehe Seite 247) und/oder Pantothensäure zusammen mit den Vitaminen des B-Komplexes und Kupfer.

Vitamin A	täglich 10 000 bis 25 000 I. E.
Vitamin-B-Komplex	täglich 60 bis 250 mg
(der auch Biotin, Inositol –	
genauer »*myo*-Inosit« –,	
Folsäure und andere	
Vitamine dieser Gruppe enthält)	

Vitamin B$_6$	täglich 60 bis 150 mg
PABA	300 mg
Pantothensäure	750 mg täglich
	nach etwa drei bis vier Monaten auf
	250 mg pro Tag reduzieren
Vitamin C	täglich bis zur Toleranzgrenze
Rutin und Bioflavonoide	bis zu 180 mg und mehr
Kupfer	2,5 mg und mehr (je nach Bedarf)
Jod (aus Seetang)	bis zu 0,30 mg
Magnesium	bis zu 200 mg
Schwefel	
Zink	bis zu 30 mg
Proteinbausteine	
Methionin	täglich 200 bis 1000 mg
Cystein	3× täglich 1 g einen Monat lang, danach 2× täglich nach den Mahlzeiten zusammen mit Vitamin B$_6$ und Vitamin C *(Cystein nicht bei Diabetes verwenden!)*
Glutathion	täglich 1 bis 3 g
Prolin	täglich 500 bis 1000 mg zusammen mit Vitamin C
L-Carnitin	3× täglich 200 mg, steigern Sie langsam auf 3× täglich 400 mg, um gleichzeitig die »Gehirnstromwellen« zu aktivieren
L-Taurin	täglich 100 mg bis 1 g, später auf 50 mg reduzieren.

Haarausfall

Der typische Fall
Genaugenommen läßt sich kein typischer Fall anführen. Denn wie wir sehen werden, sind die Ursachen für den Haarausfall vielfältig. Betrachten wir jedoch zwei bezeichnende Fälle etwas näher. Thomas, dem erfolgreichen 38jährigen Arzt, hilft seine Heilkunst bei seinem eigenen Haarausfall nicht. Eine große kahle Stelle auf seinem Kopf deutet bereits an, wie der Haarausfall sich fortsetzen wird. Die 40jährige, dynamische Journalistin Gisela klagt, daß sie ihre Haare büschelweise verliert. Beiden rate ich, das Problem zuerst ärztlich abklären zu lassen. Wenngleich bei Thomas offensichtlich ein erblich bedingter Haarausfall vorliegt, der selbst durch optimale Nahrung nicht sehr zu beeinflussen ist, verstärken andere Faktoren möglicherweise die Entwicklung. Bei Gisela, der die Haare so plötzlich ausfallen, fand der Arzt schnell die Ursache: Vitamin-A-Mangel und eine Überfunktion der Schilddrüse. Und bei beiden siedelten verstärkt Sproßpilze im Darm – Übeltäter, die den Haarausfall begünstigen. Während Thomas sich früher oder später leider mit seiner unerwünscht verringerten Haartracht abfinden muß, kann Gisela mit Medikamenten und gezielter Diät geholfen werden. Bei Thomas vermag eine ausgewogene Ernährung den Haarverlust allerdings hinauszuzögern.

Grundsätzlich gilt: Bevor Sie erschrocken den Arzt aufsuchen, lohnt es sich, die nach jedem Bürsten ausgegangen Haare zu zählen. Sind es nicht mehr als dreißig bis achtzig pro Tag, besteht kein Grund zur Sorge. Kritisch wird es erst, wenn Haare sich in Büscheln lösen oder größere Stellen der Kopfhaut durchscheinen.

Geheimratsecken
Wenn Sie den Scheitel immer an der gleichen Stelle ziehen, lichtet der Haaransatz sich dort. Bei dünnem Haar und stärkerem Haarausfall sollten Sie den Scheitel öfters wechseln oder ganz darauf verzichten.

Geheimratsecken können Sie am besten durch eine Ponyfrisur
verdecken. Eine Ernährungsumstellung und der Zusatz bestimmter
Nährstoffe können die »Lichtungserscheinungen« vermindern
oder aufhalten. Als äußerliche Maßnahme haben sich Kopfmassagen bewährt. Kneten Sie Ihre Kopfhaut täglich mit allen zehn
Fingern, von der Stirn beginnend bis zum Nacken.

Glatze
Die Neigung zu Kahlköpfigkeit ist erblich. Schwere Infektionskrankheiten oder eine Blutvergiftung können jedoch ebenfalls eine
Glatze verursachen. Bei erblich bedingter Glatzenbildung läßt sich
selbst durch eine innerlich wirkende Therapie kein Nachwachsen
der Haare erreichen. (Nur eine Haartransplantation ermöglicht
einen Haarwuchs an zuvor kahlen Stellen.) Wird durch eine Laboranalyse eine andere Ursache festgestellt, können nach einer entsprechenden ärztlichen Behandlung durchaus wieder Haare wachsen.
Hier bietet die Nährstofftherapie eine zusätzliche Hilfe.

Welche Ursachen können zu Haarausfall führen?

Plötzlicher Haarausfall kann Ursachen haben, die mehrere Wochen
zurückliegen – wie Krankheit, Entbindung, die Einnahme von
Medikamenten, eine Vergiftung, eine Infektion, Hormonstörungen
oder seelische Belastungen. Auch Streß kann Haare kosten, desgleichen falsche Ernährung, insbesondere ein Mangel an Vitamin B_6,
Biotin, Inositol und Folsäure, zuwenig Magnesium, Schwefel oder
Zink.
    Außerdem ruft ein zu hoher Gehalt an Kupfer oder an Schwer-
metallen im Blut manchmal Haarausfall hervor. Bei Frauen, die die
Antibabypille nehmen, weist das Blut häufig erhöhte Kupferwerte
auf, ein möglicher Grund für Haarausfall. Auch während der letz-
ten Schwangerschaftsmonate kann das Haar plötzlich ausfallen,
wächst nach der Geburt aber wieder.
    Der Gegenspieler zu Kupfer ist Zink. Ein Zuviel an Kupfer kann
also einen Zinkmangel bewirken oder umgekehrt. Beide Mangelzu-
stände sind Auswirkungen eines unausgeglichenen Vitamin-A-

Spiegels. Das Verhältnis dieser Stoffe zueinander läßt sich nur durch eine exakte Laboranalyse feststellen.

Ein zu hoher Schwermetallgehalt im Blut

Vergiftungen durch Quecksilber (aufgrund von Palladiumfüllungen oder Amalgamplomben in den Zähnen), Blei (durch die Atemluft, Kosmetik und die Nahrung) und Cadmium (durch Zigaretten) führen ebenfalls zu Haarausfall.

Auch das Schwermetall Thallium kann ursächlich in Frage kommen. In Form von Thalliumsulfat ist es schon seit den zwanziger Jahren als Rattengift im Gebrauch. (Gehen Sie also vorsichtig damit um, wenn Sie die Nager mit diesem Mittel vernichten wollen.) Bezeichnenderweise dienten Thalliumverbindungen früher als Enthaarungsmittel. Bei Anwendung dieser hochgiftigen Substanzen verlor man aber nicht nur Haare, sondern es zeigten sich bald Vergiftungserscheinungen.

Thallium ist Gift für Haut und Nerven. Die akute Vergiftung ist von Übelkeit, Brechreiz und Erbrechen begleitet. Nach zwei bis drei Tagen folgt eine Magen- und Darmentzündung mit Brechkrämpfen und Durchfällen (die Symptome ähneln einer Darmgrippe). Danach stellen sich Nervenschädigungen und sogar Lähmungen ein. Spätestens nach zwei Wochen fällt das Haupthaar aus. Neben dem Haarausfall tritt noch eine charakteristische Veränderung auf: Die Fingernägel zeigen weiße Querstreifen.

Weitere Auslöser für einen Haarausfall können Eisenmangel, bestimmte Infektionskrankheiten, Pilzinfektionen, Fehlfunktionen der Schilddrüse und, wie bedauerlicherweise bekannt, Zytostatika und Strahlentherapie bei Krebserkrankungen sein.

Ernährungsempfehlungen

Wie schon gesagt, bildet eine gesunde und ausgewogene Ernährung die Grundlage dafür, volles und schönes Haar zu erhalten.

Viele Problemfälle lassen sich auf eine Pilzerkrankung zurückführen, deshalb sollte die Anti-Pilz-Diät einer Behandlung vorangehen. Erst danach sollte man sich langsam auf die nachfolgenden Ernährungsempfehlungen umstellen.

Essen Sie vor allem viel Rohkost, zum Beispiel Sauerkraut, Fenchel, Grünkohl, Knollensellerie, Kohlrabi, Kohlrübe, Petersilie, Lauch, Rosenkohl, Zucchini und rote Bete. Gemüse kann auch leicht gedünstet sein – dann dürfen Sie ebenfalls Paprika essen – und sollte kurz vor dem Servieren mit einem Schuß Weizenkeimöl angerichtet werden.

Unter den Fischen wählt man Süßwasserfische, wie Forelle, Lachs, oder Seefisch, wie Kabeljau.

Getreideprodukte, wie Gerste, Hafer, Weizenkeime oder Mais, sollten nicht verarbeitet, sondern als ganze Körner, in Wasser eingeweicht, genossen werden.

Frische Nüsse, unbehandelte süße Mandeln sind ebenfalls günstig.

An Fleisch eignen sich Wild (Reh, Hirsch) und Lamm- oder Hammelfleisch sowie frische Hühnerleber oder Rinderherz.

Pflanzliche Eiweiße, die reich an essentiellen Fettsäuren sind, finden sich in Tofu* beziehungsweise Sojaprodukten und in frischen Nüssen.

Essen Sie täglich mindestens einen Becher Joghurt, der »freundliche« Milchsäurebakterien, wie *Lactobacillus acidophilus, Lactobacillus bifidus* oder *Lactobacillus staphilococcus*, enthält. Erlaubt ist »weißer Käse«, wie Quark*, Hüttenkäse*, Mozzarella.

Beerenfrüchte, wie Johannisbeeren, Blaubeeren, Himbeeren, und ungesüßter schwarzer Holundersaft, ebenso Pfirsiche, Aprikosen und Pflaumen liefern reichlich Vitamine.

Ergänzende Nährstoffe

Vitamin A	5000 bis 25 000 I. E.
Niacin	100 bis 500 mg täglich
L-Cystein,	
L-Tyrosin,	
L-Carnitin	bis zu 500 mg täglich
Vitamin-B-Komplex	150 mg täglich
Vitamin C mit Rutin	bis zur Toleranzgrenze
und Bioflavonoiden	

Magnesium	500 mg täglich
Zinkaspartat mit	
Vitamin A und Vitamin C	alle 2 Stunden 2 Tabletten lutschen, 1 Lutschtablette sollte 60 mg Vitamin C als Calciumascorbat, 12,5 mg Zink als Zinkaspartat und 500 I. E. Vitamin A (Palmitat) aus Bienenpollen enthalten
Schwefel auch in Schwefelshampoo*	

Biotin	100 μg täglich
Selen plus Vitamin E	auf der Basis von L-Selenomethionin = 50 μg Selen plus bis zu 800 I. E. Vitamin E
Colibakterien	Tabletten mit lebenden Kulturen für eine natürliche Darmflora 3× täglich 360 mg enthaltend *Saccharomyces cerevisiae* *Lactobacillus acidophilus* *Lactobacillus casei* *Bifidobacterium longum*.

Schuppen

Der typische Fall
Die unschönen weißen Krümel auf den Schultern tauchen immer dann auf, wenn man es am wenigsten möchte – auf dem schwarzen Cocktailkleid im Theater zum Beispiel. Die 37jährige Änne, Computerspezialistin, löste das Problem wie so viele Leidensgenossen: Sie trug nur noch helle Kleidung und benutzte zahlreiche Anti-Schuppen-Shampoos, um das Übel möglichst gering zu halten. Zu mir kam sie erst, als die Kopfhaut anfing, unangenehm zu jucken. Ich klärte Änne über die tieferen Ursachen ihres Leidens auf.

Wodurch entstehen Schuppen?

Wenn es sich nicht um Rückstände von Haarpflegemitteln handelt (etwa von Haarspray), die man als trockene Flocken feststellt, sind Schuppen ein ernsthaftes Problem. Sie entstehen durch eine Erkrankung der Kopfhaut, die entweder zu trocken sein kann oder deren Talgdrüsen überaktiv Fett absondern. Arbeiten die Talgdrüsen zu stark, ist das Haar bereits ein oder zwei Tage nach der Kopfwäsche wieder fettig und hängt strähnig herab.

Allzu häufiges Waschen mit anschließendem Trocknen unter einem elektrischen Gerät, häufiges Bürsten und Kämmen reizt die erkrankte Kopfhaut immer mehr, sie kann sich sogar entzünden. Mit äußerlich angewandten Mitteln allein, etwa Anti-Schuppen-Shampoos, läßt sich das Übel nicht mehr beseitigen. Krankheiten, hormonelle oder seelische Störungen können die Schuppenbildung verschlimmern.

Schuppen können zu Haarausfall führen und möglicherweise zur Kahlheit. Untersuchungen zeigten, daß sie die Folge einer unausgewogenen Ernährung und einer Störung des Kohlenhydratstoffwechsels sind. Zuckerkonsum fördert die Schuppenbildung.

Tips für die Pflege von außen

Benutzen Sie zur täglichen Haarwäsche ein proteinreiches Shampoo. Kopfmassagen mit Klettenwurzelöl oder Olivenöl und Zitronensaft oder mit Pferdefett* können sehr wirksam sein.

Bei starker Schuppenbildung ist es empfehlenswert, die Kopfhaut jeden zweiten Tag vor dem Schlafengehen mit Klettenwurzelöl zu massieren, später reicht eine Massage vor der Kopfwäsche.

Betroffene mit empfindlicher Haut beziehungsweise Kopfhaut sollten dem Haarboden die Massage mit Olivenöl und Zitronensaft regelmäßig vor jeder Kopfwäsche gönnen.

Ernährungsempfehlungen

Ratsam ist eine Diät mit unraffinierten Kohlenhydraten, also eine zuckerfreie Diät, das bedeutet viel frisches, vor allem grünes Gemüse, das reich an Vitaminen der B-Gruppe ist, Nahrungsmittel, die reich an Vitamin C sind (siehe Anhang), viel Süßwasserfisch und pflanzliche Fettsäuren.

Die mehrfach ungesättigten Fettsäuren sind hier ganz besonders anzusprechen. Studien erwiesen, daß zwischen der Schuppenbildung und bestimmten ungesättigten Fettsäuren ein Zusammenhang besteht. Denn häufig stellte man bei Betroffenen eine zu geringe Konzentration dieser Fettsäuren im Körper fest. Eine Heilpflanze vermag den Mangel auszugleichen: Das Öl aus dem Samen der Nachtkerze enthält diese Fettsäuren – die für den Körper ebenso wichtig sind wie Vitamine – in konzentrierter Form.

Ergänzende Nährstoffe

Vitamin A	10 000 bis 75 000 I. E.
Vitamin-B-Komplex	bis zu 100 mg
Vitamin B$_6$	bis zu 250 mg
Vitamin C	1 g bis zur Toleranzgrenze
Vitamin E	400 bis 1200 I. E.
mehrfach ungesättigte Fettsäuren*	3× täglich 2 Kapseln zu den Mahlzeiten
organisches Selen	400 µg
Zink	40 bis 500 mg

Zweites Kapitel
Gesichtshaut und Körperhaut

Ein schöner, glatter und gepflegter Teint ist heute fast gleichbedeu-
tend mit Leistungsfähigkeit, Erfolg und Beliebtheit. Wer eine Karriere anstrebt, muß sich dem Schönheitsideal unserer Gesellschaft
anpassen, sonst wird er schnell zum Außenseiter. Vor allem junge
Mädchen und Männer leiden unter Pickeln und Sommersprossen,
unter unkontrolliertem Erröten. Die Folge sind Komplexe, man
kapselt sich ab. Jeder Mensch kann aber gut aussehen, wenn er die
richtige Hilfe findet und anwendet.

Kosmetika – Cremes, Lotionen, Masken – vermitteln zwar das
Gefühl, daß man etwas für sich tut, entspannen und verschönern
aber in den meisten Fällen nur die ohnehin gesunde Haut. Dauer-
haft und wirkungsvoll lassen Hautprobleme sich nur mit der »Kosmetik von innen« lösen. Dafür ist zunächst einmal die Bereitschaft
nötig, etwas zu verändern. Der Speisezettel muß umgestellt, Eßgewohnheiten sollten überprüft werden. Möglicherweise müssen Sie
sich von bestimmten Nahrungsmitteln trennen – vorübergehend
oder für immer.

Mit fast zwei Quadratmetern Oberfläche ist die Haut unser
größtes Organ. Sie umhüllt unseren Körper und schützt die inneren
Organe vor Druck und Stoß, vor Bakterien und schädlicher Licht-
einwirkung, sie reguliert unseren Wasser- und Mineralstoffhaus-
halt, sorgt für den Temperaturausgleich und ist schließlich ein
Spiegelbild unserer gesamten körperlichen und seelischen Verfas-
sung. Die Haut läßt Rückschlüsse auf Lebensalter und Lebensweise
zu. Vitalität und Lebensfreude spiegelt sie ebenso wider wie Miß-
empfindungen und Krankheit. Schreck, Freude, Erregung, Zorn
und Trauer sind äußerlich ablesbar. Wir kennen es alle: Ein typi-

sches Beispiel ist die »Gänsehaut«. Empfindliche Menschen be-
zeichnen wir als »dünnhäutig«, das »dicke Fell« schreiben wir eher
den Gelassenen und Gleichmütigen zu.

Verschiedene Lebenssituationen bringen das seelische Gleichgewicht stark ins Wanken. Solche Einschnitte sind etwa der Tod
eines Angehörigen, die Auflösung eines Liebesverhältnisses, Geldsorgen, Examensnöte, die Suche nach einem neuen Arbeitsplatz. Sie
können zu einer psychischen Dauerbelastung führen, die wiederum
Hautveränderungen hervorzurufen vermag. Plötzlich treten im Gesicht schuppige Pickel, eine Flechte oder Bläschen am Mund auf, die
normale rosige Farbe verändert sich zu fahler Blässe. Wie auf Sorgen und Nöte, so reagiert die Haut ebenso unmittelbar auf das, was
wir täglich essen, auf ungünstige Fette, Süßigkeiten, Gebäck aus
weißem Mehl, gezuckerte Getränke. Sie kann aber auch auf ver-
meintliche »Vollwertkost«, wie Weizenprodukte, Kuhmilch und
andere industriell verarbeitete Milchprodukte, Zwiebelgemüse,
Kartoffeln, Tomaten allergisch reagieren. Gespritztes Obst und
Gemüse können Kopfschmerzen, Hautausschläge, ja sogar schwere
Depressionen auslösen.

Allgemeine Tips

Wenn hier auch einige Male von »Weglassen« und »Abgewöhnen«
die Rede ist, die »Opfer« werden Ihnen bestimmt nicht schwerfal-
len, weil Sie durch den Blick in den Spiegel belohnt werden. Schon
nach kurzer Zeit neuer Eß- und Trinkgewohnheiten, und wenn Sie
außerdem auf Nikotin verzichten, dankt Ihre Haut es Ihnen mit
einem frischen Aussehen.

Schwere Allergien, Ausschläge, alle krankhaften Hautveränderungen bedürfen der ärztlichen Behandlung. Die hier empfohlenen
Nahrungsmittel und Ergänzungen sind dann gute Begleiter der
ärztlichen Therapie.

Ausreichender *Schlaf*, möglichst bei offenem Fenster, und viel
Bewegung in frischer Luft, am besten im Wald oder am Meer, tun
der Haut wohl und sind für ihre Gesunderhaltung unerläßlich.
Hilfreich ist auch etwas Sonne, denn ihre ultraviolette Strahlung

enthält chemisch wirksame Anteile, die die Haut stabilisieren. (Eine gute Sonnenbank erfüllt den gleichen Zweck.) Dreimal wöchentlich sollten Sie Ihrer Haut in vorsichtig dosiertem Maß Sonne gönnen, weil Sie sich damit vorbeugend auch vor bakteriellen Infektionen schützen. Aber Vorsicht: Das ultraviolette Licht weist ebenso schädigende Anteile auf, man darf die Haut der Sonne daher nie zu lange aussetzen!

Ein weiterer guter Schönheitstip für die Haut ist die *Sauna*. Sie trägt zur Abhärtung und Leistungssteigerung bei und hilft bei Gelenkbeschwerden und streßbedingten Kreislaufstörungen. Zum einen bewirkt sie die Entgiftung des gesamten Organismus von Stoffwechselschlacken, zum anderen fördert sie die Durchblutung der Haut und verschönert so Ihren Teint. Durch das Ausschwitzen von Schlackenstoffen wird die Haut weich und geschmeidig.

Wenn Sie Gelegenheit haben, eine »biologische Sauna« aufzusuchen, dann tun Sie gut daran, sie zu benutzen. In dieser Sauna, die das gesamte Nervensystem günstig beeinflußt, dürfen Sie mehrere Stunden verbringen. Sie reinigt die Haut gründlich und eignet sich bestens für ängstliche Menschen und solche, die unter starken Kreislaufstörungen leiden.

Als *Dampfbäder* oder *Dampfduschen* bezeichnet man Bäder in einer mit Wasserdampf gesättigten Luft von etwa 35 bis 50 Grad Celsius Temperatur. Sie regen den Stoffwechsel an, die Körpertemperatur steigt, und die Haut wird stärker durchblutet. Der Teint wirkt frischer und rosiger.

Wechselduschen sind eine Art »physiotherapeutische Anwendung«, die Wasser oder Dampf verschiedener Temperatur nutzt. Sie wirken thermisch und mit zunehmendem Druck auch mechanisch auf die Haut, die Gefäße und das Nervensystem ein. Im Anschluß daran tauchen Sie die Füße bis zum Fußgelenk in ein warm ansteigendes *Fußbad*.

Morgens unter der Dusche wählen Sie eine andere Reihenfolge: Anfangs ist das Wasser warm, und zwar so warm, wie Sie es vertragen können, dann erst kalt.

Tips für die Pflege von außen

Unter optimalen Bedingungen braucht die Haut keine Cremes.
Denn alles, was sie zum Leben nötig hat, erhält sie normalerweise
von innen. Zur äußeren Pflege – zum Schutz vor Sonneneinwir-
kung, Wind und Kälte – wurden in früherer Zeit Talg, Öl oder
Honig auf die Haut aufgetragen. Rindertalg* eignet sich noch immer hervorragend für die Hautpflege. Er riecht nicht unangenehm
und ist dem Hautfett weitgehend ähnlich.

Duschbäder, Badezusätze, Seifen
Beinahe alle käuflichen Produkte enthalten Konservierungsmittel,
häufig sogenannte »Paraben-Ester«, die ebenfalls in Arzneimitteln
verwendet werden. Bei manchen Menschen lösen Paraben-Ester
allergische Reaktionen aus. Außerdem finden sich Blei, Nitros-
amine, Polyglykolether oder Fettsäureamide in den Produkten –
giftige Substanzen, die nicht nur die Haut, sondern den ganzen
Organismus schädigen können. Honigpräparate und Milchsäure-
produkte* oder nur mit Milchsäurebakterien konservierte Kräuter-
produkte* sind allgemein besser verträglich. Aber auch einfache
Kernseife, Conlei-Waschstücke*, Duschbäder von *CD* oder *Pena-
ten* (die Produkte für Babys) sind unbedenklich.

Für die Pflege nach der Dusche
Für die Gesichtspflege genügen morgens und abends nach der
Reinigung ein alkoholfreies Gesichtswasser und eine aus natürlichen Materialien zusammengestellte Gesichtsmilch (zum Beispiel
von *Bébé*). Oder man bevorzugt die natürliche Reinigung mit kaltgepreßtem Weizenkeimöl und die altbewährte *Nivea*creme zur
Pflege von Gesicht, Kinn, Hals und Dekolleté. Von den etwas
teureren Produkten empfehle ich lediglich Honigcreme* und Ho-
niglotion* sowie Cremes und Lotionen mit Milchsäure*. Als Ta-
ges- und Nachtcreme bieten sich Nachtkerzenöl*, Proteincremes*
mit Yucca und Aloe-vera, Jojobaöl und »*Phänomenal*«* an. Bei
Phänomenal handelt es sich um eine Tages- und Nachtcreme aus
Bierhefekulturen, die mit den Vitaminen A und E sowie ozonisier-
tem Sauerstoff angereichert ist.

Flecken und Verfärbungen auf der Gesichtshaut
Vitamin C, in Form von konzentriertem Zitronensaft, läßt sich zum
Bleichen von starker Verfärbung der Haut einsetzen, auch in Kombination mit Gurkenextrakt*. Oder verwöhnen Sie Ihr Gesicht
einmal wöchentlich mit einer »Quarkpackung« – ein Becher Quark
aus dem Reformhaus genügt dazu –, das wirkt wahre Wunder.

Tips für die Pflege von innen

Durch eine ausgewogene Ernährung unterstützen wir den Organismus bei seiner Arbeit. Solange die inneren Organe richtig funktionieren, bleibt die Haut schön. Schon die geringste Organstörung
kann die Haut negativ beeinflussen.

Die Grundsubstanz der Haut besteht aus einem zentralen Protein, einem sauren Protein (mit Chondroitinschwefelsäure), das
Wasser bindet, und aus Hyaluronsäure, die das Eindringen infek-
tiöser Keime verhindert. Ein weiterer bedeutsamer Faktor für die
Haut und die Bindegewebsorgane ist die Kieselsäure.

Eine strenge Diät ist nicht nötig. Auf einiges muß man allerdings
weitgehend verzichten, etwa auf den schnellen Gang zur Imbiß-
bude und das Stück Kuchen als Frühstücksersatz. Auch Zigaretten
und Alkohol sollten Sie am besten ganz weglassen. Nikotin und
Alkohol zerstören das Gleichgewicht der guten Nährstoffe, verhindern den Abbau von Giftstoffen und schwächen Nervensystem und
Immunsystem.

Schränken Sie auch den Konsum von Kaffee und schwarzem Tee
ein. Die darin enthaltenen Reizstoffe führen häufig zu einer bekannten Augenkrankheit, dem grünen Star. Diese Substanzen beeinträchtigen die Haut nicht primär, sondern haben auf die Keimdrüsen, Nieren und Blase, auf das Nervensystem und die Augen
Einfluß. Erst Störungen in diesen Bereichen bewirken sekundär
eine Veränderung der Hautoberfläche in Form eines Ekzems oder
einer Allergie, die am ganzen Körper auftreten können.

Von diesen Genußmitteln geht stets eine leichte Giftwirkung aus,
die – wenn wir vom Alkohol absehen – von dem pflanzlichen Gift
Koffein herrührt.

Um den Flüssigkeitsbedarf unseres Körpers und die für unsere Gesundheit wesentliche Flüssigkeitsmenge zu decken, bieten sich natriumarme, nitritfreie und nitratfreie Mineralwässer* oder Kräutertee* an. Die Hauptaufgabe der Körperflüssigkeit besteht darin, die Lebensbedingungen für die vielen Zellen unseres Körpers aufrechtzuerhalten. In den Flüssigkeiten, die die Zellen – zum Beispiel unserer Körperoberfläche, also in Haut und Schleimhäuten, und in den Wänden des Verdauungstraktes – umgeben, müssen konstante Bedingungen herrschen, wenn die Zellen leben, wachsen und sich vermehren sollen. Während die Flüssigkeiten sich durch den Körper bewegen, nehmen sie aus dem Verdauungstrakt und den Lungen ständig Nährstoffe, Brennstoffe, Vitamine und Mineralien auf und befördern sie weiter. Gleichzeitig tragen sie Abfallprodukte davon, die sie entweder speichern oder ausscheiden.

Jede Hausfrau weiß, daß man eine bestimmte Menge Eier mit der richtigen Menge Butter und Mehl mischen muß, damit ein schmackhafter Kuchen entsteht. Ebenso verhält es sich mit den Körperflüssigkeiten. Nehmen wir etwa zuviel Kochsalz zu uns, steigt der Natriumgehalt und damit die Konzentration an Ionen in den Körperflüssigkeiten. Um einer zu hohen Konzentration entgegenzuwirken, verlangt der Körper zusätzliches Wasser, damit er das Natrium verdünnen kann. Unser Durstmechanismus wird angeregt und veranlaßt uns zu trinken. Trinken Sie aufgrund eines reichlichen Kochsalzkonsums zuviel, können die Nieren die zusätzliche Wassermenge nicht ausscheiden, die Körperflüssigkeit staut sich.

Zuwenig Flüssigkeit kann hingegen zu extremen Gesundheitsstörungen führen, auch für die Haut hat es schlimme Folgen, wenn Sie zuwenig Flüssigkeit zu sich nehmen. Sie wird faltig, pergamentartig und verliert ihre Elastizität. Trinken Sie daher täglich mindestens zwei Liter Flüssigkeit, gleichmäßig über den Tag verteilt. Folgender Vorschlag mag Ihnen dazu als Anregung dienen:

Nach dem Aufstehen nüchtern ein Glas zimmerwarmes »stilles Wasser«* trinken, vor oder nach dem Frühstück eine Kanne (entspricht etwa einem Liter) grünen, nicht fermentierten Chinatee* (wie Sencha, Bancha, Jasmin oder japanische Kirschblüte).

Während des Vormittags sorgen ein Glas oder eine Viertelflasche ungezuckerter Johannisbeersaft, Maracujasaft* oder Aprikosensaft aus dem Reformhaus oder aus der Apotheke für Vitamine und Flüssigkeit. Eine Saftkur mit frisch gepreßten Obstsäften ist ebenfalls gut: Pressen Sie zwei Orangen, eine halbe Grapefruit und eine Zitrone aus (nur unbehandelte Zitrusfrüchte nehmen!), oder entsaften Sie Karotten, Äpfel und Birnen. Trinken Sie diese Säfte unverzüglich nach Fertigstellung, um den ohnedies geringen Nährstoffgehalt nicht völlig »an die Luft zu setzen«.

Vor oder einige Zeit nach dem Mittagessen nimmt man ein oder zwei Gläser Mineralwasser* oder »stilles Wasser«, am Nachmittag Tee, wie grünen Chinatee oder Kräutertee aus dem Reformhaus, zu sich. Die Menge – ein bis zwei Liter – kann über den ganzen Nachmittag verteilt werden. Vor und einige Zeit nach dem Abendessen folgt noch bis zu einem halben Liter Wasser oder Kräutertee.

Allgemeine Ernährungsempfehlungen

Die Nahrung sollte nicht nur reich an Mineralien und Spurenelementen sein, sondern Vitamin A enthalten, dessen Vorstufen in der Natur als Provitamin A oder Beta-Carotin vorkommen. Ferner ist Vitamin E wichtig, ein fettlösliches Vitamin, dessen wertvollster Bestandteil das »Alpha-Tocopherol« ist. Ebenso benötigt die Haut die zur Vitamin-B-Gruppe zählende Pantothensäure. Alle diese Nährstoffe gewährleisten Schutz vor schädlichen äußeren Einwirkungen.

Die Pantothensäure kommt in frischer Leber vom Huhn, Lamm oder Rind und in Nieren vor, also in Innereien. Allerdings sind die Innereien nur dann empfehlenswert, wenn die Spender aus biologischer Tierhaltung stammen. Pantothensäure findet sich ferner in Bierhefe, Eigelb und dem Getreidekorn.

Vitamin A läßt sich vor allem aus tierischen Quellen decken, Beta-Carotin aus pflanzlichen. Sehr reich an Vitaminen dieser Gruppe ist das Fischleberöl, das vorwiegend als Nahrungsergänzungsprodukt angeboten wird. Manche tierischen Produkte, wie Sahne und Butter, enthalten beides, Vitamin A und Carotin.

Das Vitamin E genießt hier einen besonderen Stellenwert. Die

höchsten Konzentrationen sind in kaltgepreßten Pflanzenölen an-
zutreffen, vor allem im Weizenkeimöl, ebenso kommt es in allen
rohen Getreideprodukten, in frischen Nüssen und in Sojabohnen*
(Tofu*) vor.

Als Hauptquellen aller genannten Nährstoffe einschließlich der
Kieselsäure und des Vitamin C dienen Lachs, Heilbutt (weißer und
schwarzer), Hering, Meeräsche, Bachforelle, Karpfen, Auster,
Languste, Miesmuschel, Pfahlmuschel, Bückling als Fischerzeug-
nis, geräucherter Heilbutt, Bismarckhering, Lachs in Dosen, Sardinen in kaltgepreßtem Öl.

Unter den Getreidesorten sind Buchweizen und Gerste die besten Lieferanten.

Akne

Der typische Fall
Von der Akne einmal abgesehen, ist der 26jährige Student Michael
eigentlich ein gutaussehender junger Mann. Die Akne plagt ihn
schon seit der Pubertät – im Gesicht, am Hals, auf dem Rücken. Im
Gespräch mit ihm erfahre ich, daß seine Lebensumstände nicht
dazu angetan sind, die Haut zur Ruhe zu bringen – im Gegenteil:
Die Ernährung ist unregelmäßig, besteht zumeist aus Konserven,
zuviel Zucker und Kaffee. Außerdem raucht Michael Zigaretten.
Schlaf und frische Luft erhält der junge Diskofan auch nicht genug.
Es ist also kein Wunder, daß die Haut rebelliert.

Die Akne zählt zu den häufigsten Hauterkrankungen und tritt
zumeist bei Jugendlichen in der Pubertät auf. Da sie im allgemeinen
mit einem Vitaminmangel einhergeht, erzielt man mit einer entsprechenden ausgewogenen Nährstoffzusammensetzung meist schon
einen ersten Erfolg.

Wie entsteht die Akne?

Die Akne ist Ausdruck einer charakteristischen Stoffwechselstörung der Haut, meist durch tiefgreifende körperliche und seelische

Umstellungsvorgänge, vor allem während der Pubertätsjahre, ausgelöst. Die Sexualhormone steuern die Aktivität der Talgdrüsen.
Die Gesichtshaut glänzt ölig, durch erweiterte, knotige Verdickun-
gen wirkt das Hautrelief grob. Die Poren sind verstopft. Bakterien,
die sich darin eingenistet haben, zersetzen die Fette. Die Hautfarbe
selbst ist fahl im Vergleich zu den aggressiven Rötungen der Papeln
und Pusteln. Pusteln entstehen unter dem Einfluß von Bakterien,
die im Talg gute Wachstumsbedingungen vorfinden. Die von den
Bakterien gespaltenen Fettsäuren bewirken die Entzündung des
umliegenden Gewebes mit vermehrter Durchblutung und die daraus resultierende Rötung. Entleeren sich die eitrigen Pusteln, in
denen Akne sich äußert, nicht von selbst nach außen, so besteht die
Gefahr, daß das Gewebe der Haut in der Umgebung der entzünde-
ten Stellen »einschmilzt«. Es entsteht ein kleiner Abszeß, der sich
oft abkapselt und unter Umständen geöffnet werden muß. Nach der
Abheilung bleibt stets eine Narbe zurück, die manchmal zu einem
pockennarbigen Aussehen der Haut führt.

Die Neigung zu einer übermäßigen Entwicklung einer Akne, die
deutlich durch Hormone beeinflußt wird, kann in vielen Fällen
erblich bedingt sein.

Die Jugendakne

Obwohl Michael schon 26 Jahre alt ist, hat das Zusammenspiel
seiner Hormondrüsen sich noch nicht normalisiert. Das männliche
Keimdrüsenhormon »Testosteron« verursacht die krankhaften
Hauterscheinungen. Die Papeln treten vorwiegend auf der Stirn
und in der mittleren Gesichtspartie (Nase und Wangen) auf, aber
auch um Mund und Kinn. Sie sind häufig verstopft, und der Eiter ist
schwer auszudrücken. Auffallend ist die Wirkung zuckerhaltiger
Nahrungsmittel. Wird häufig oder regelmäßig zuckerhaltige Nahrung verzehrt, so entstehen nach einigen Tagen eitrige Pusteln, die
in blaurote, oft schmerzhafte Knoten übergehen und immer tiefer in
die Gewebeschichten eindringen.

Psychische Momente haben den Studenten Michael besonders
beeinflußt, sie riefen bei ihm primär einen verstärkten Akneschub
hervor.

Die prämenstruelle oder menstruelle Akne
Es handelt sich um Hautunreinheiten, die vor allem Kinn, Mund und mittlere Wangenpartie betreffen. Solche Störungen hat meist ein Mangel an fettlöslichen Vitaminen zur Folge. Die menstruelle Akne tritt allgemein zwischen dem 15. und 45. Lebensjahr auf und steht mit dem Zyklus der Menstruation in Zusammenhang.
In der Mehrzahl der Fälle tritt die prämenstruelle Akne zwei bis vier Tage vor der Menstruation deutlich hervor. In schweren Fällen kann sie schon früher ausbrechen, in seltenen sogar zehn bis zwölf Tage davor. Ein typischer Heißhunger, vor allem auf Kohlenhydrate, begleitet sie. Mit Einsetzen der Menstruation bildet die prämenstruelle Akne sich zurück und verschwindet innerhalb weniger Tage ganz. Die Intensität kann recht unterschiedlich sein und von wenigen kleinen Pickeln bis zur starken Akne reichen. Wer seit längerem an Akne leidet, muß vor der Menstruation mit einer Verschlechterung rechnen.

Furunkel
Akne, deren Pusteln außerordentlich groß erscheinen und manchmal auch als »Furunkel« bezeichnet werden, ist Ausdruck eines Vitaminmangels und unzureichender Abwehrkräfte. Auch an eine Schwermetallvergiftung sollte man denken. Das Furunkel ist zumeist eine eitergefüllte Beule, die sich durch Staphylokokken oder andere krankheitserregende Bakterien schmerzhaft entzündet hat. Ein Furunkel weist stets auf eine Stoffwechselstörung hin.
Vitamine sind lebensnotwendige (lateinisch »vita« bedeutet »Leben«), stickstoffhaltige (»-amin« zeigt dies an) Nahrungsbestandteile. Es handelt sich um organische Wirkstoffe, die für die Funktionstüchtigkeit unseres Organismus unerläßlich sind. Die reine »Vitaminmangel-Akne« läßt sich an den weniger tiefen, weniger großen Pusteln und an der gewissen Beständigkeit, mit der die Pusteln kommen und gehen, erkennen.

Tips für die Pflege von außen

Gehen Sie mit Ihrem Gesicht in die Sonne! Ein Sonnenbad führt Ihnen zusätzlich Vitamin D_3 zu. Eine Schälkur der Gesichtshaut, bestimmte Packungen mit den Vitaminen E, A und B_6, Schwefel, Milcheiweiß*, Lecithin, Zink und biologisch wertvolle ätherische Öle können das Akne-Geschehen entscheidend beeinflussen.

Meiden Sie alkalische Seifen und Syndets, etwa solche mit Natriumlaurylsulfat, die den natürlichen Säuremantel der Haut beeinträchtigen, das Gewebe auslaugen, die obere Zellschicht der Haut aufquellen lassen und den Calcium-Spiegel senken. Außerdem stellen alkalische Seifen gute Nährböden für Mikroorganismen dar. Alkalische Seifen haben zwar eine verstärkte Waschkraft und schäumen selbst in hartem Wasser, bedeuten aber eine Belastung für die Haut, die auf Basen im allgemeinen empfindlicher reagiert als auf Säuren. Unsere Vorfahren stellten ihre Seife aus Tierfett und Pottasche her. Letztere wird durch Auslaugen der Holzfeuerasche und anschließendes Eindampfen gewonnen. So erhält man basisches Kaliumcarbonat. Kaliumstearatseife kann keine Allergie auslösen. Kaliumseifen sind im allgemeinen weicher als Natriumseifen. – Für die Reinigung der Haut eignen sich vor allem *alkalifreie* Waschstücke, ebensolche Duschprodukte und für das Bad Badezusätze aus Milchserum oder Honig.

Tips für die Pflege von innen

Oft werden bei Hautunreinheiten Hefepräparate angepriesen, die den Bedarf an Vitaminen der B-Gruppe decken sollen – nicht sehr günstig zur Bekämpfung von solchen Hautproblemen! Krankheitserregende Darmbakterien, die sich auch von Hefe ernähren, würden das Gesamtbild verschlechtern. Ebenso zeigt Hefe bei einer Leberakne, bei der eine Stoffwechselstörung in der Leber zugrunde liegt, eine gegenteilige Wirkung. (Im Gegensatz zu der Vitaminmangelakne tritt die Leberakne meist in Schüben auf.)

Einen Mangel an *Vitamin B_2* erkennen Sie an einer deutlich bläulichen Färbung der Akne. *Vitamin B_6* trägt grundsätzlich zu einem besseren Hautbild bei. Finden diese beiden Vitamine allerdings nicht das schützende Vitamin E im Organismus vor, so sind sie nicht in der Lage, ihre Wirksamkeit voll zu entfalten. (Dampfbäder, Packungen, kalte Abreibungen, schwefelhaltige Salben und Puder sowie Eigenblutbehandlungen führen selten zum gewünschten Erfolg.)

Achten Sie auf die ausreichende Zufuhr von Vitamin A und Vitamin C sowie auf eine Entgiftung des Blutes durch Vitamine der B-Gruppe, insbesondere Biotin und Folsäure.

Des weiteren empfehle ich, täglich mindestens zwei bis vier Liter Kräutertee* zu trinken, den Sie mit »stillem Wasser« aufbrühen. Kräutertees fördern die Ausscheidungsaktivität der Nieren.

Ernährungsempfehlungen

Die Ernährung sollte unbedingt auf eine biologisch wertvolle Kost umgestellt werden und möglichst die nachfolgend genannten Nahrungsmittel enthalten. Konservierungsprozesse haben große Verluste an Nährstoffen zur Folge. Zucker und Zuckerersatzstoffe läßt man am besten gänzlich weg. Zuviel tierische Fette – ausgenommen hin und wieder Butter –, Alkohol, Kaffee, schwarzer Tee und scharfe Gewürze sollte man weitgehend meiden.

Die oft gehörte Behauptung, daß Schweinefleisch reich an Vitaminen der B-Gruppe sei, ist nicht ganz richtig. Wesentlich mehr Vitamine der B-Gruppe weisen Vollkorngetreide und vor allem Rindfleisch auf.

Gute Nährstoffquellen sind:

frischer *Fisch,* wie Stint, Lumb, Flunder, Heilbutt, Hering, Kabeljau, Schellfisch, Lachs;

Austern (die außerdem viel Zink enthalten), Nordseegarnelen, Hummer, Krebsfleisch;

Milchprodukte, wie Büffelmilch, Schafsmilch, Kondensmilch, saure Sahne und Sanoghurt aus dem Reformhaus, Stutenmilch; ebenso einige

Käsesorten, wie Bel Paese, Briekäse (50 % Fett i. Tr.), Camembert (50 % i. Tr.), Chester, Hüttenkäse*, Frischkäse (50 % Fett i. Tr.),

Mozzarella, Parmesan, Magerquark*, enthalten Folsäure, Biotin, Vitamin B₁, B₂, B₃, B₆ und Vitamin A;
Fleisch, wie Rindfleisch, Rinderherz, Rinderhirn (es enthält 17 Milligramm Vitamin C), Rinderlunge, Kaninchenfleisch, amerikanisches Corned beef, Nieren, Herz und Leber vom Lamm, Fasan, frisches Hühnerfleisch (kein tiefgekühltes Geflügel!), Brathuhn, ebenso Hühnerei;
Vollkornprodukte, wie Gerste, Gestengraupen, Hafer, Haferflokken, Mais, Corn-flakes, Maismehl, unpolierter Reis, Weizenmehl Type 1700, Weizenkleie, Knäckebrot, Weizenvollkornbrot, Vollkornnudeln;
alle *Wurzelgemüse* und *Knollengemüse,* wie Süßkartoffel, Maniok, Kohlrabi, Steckrübe, Meerrettich, Karotten (roh), Radieschen, Rettich, rote Bete, Sellerie, weiße Rüben.

Ebenfalls sollten täglich *Blattgemüse, Stengelgemüse* und *Blütengemüse* verzehrt werden, wie Blumenkohl (nur aus biologisch-dynamischem Anbau), Brokkoli, Brunnenkresse, Chicorée, Chinakohl, Endivie, Fenchel, Grünkohl, Kopfsalat (ungespritzt), Mangold, Petersilie (Blatt), Lauch, Rosenkohl, Rotkohl, Spargel, Spinat (frisch), Weißkohl, auch Sauerkraut, Wirsing. Wenn keine allergische Reaktion bekannt ist, sollten auch reichlich Zwiebeln den Speiseplan bereichern.

Aubergine, grüne Schnittbohnen (frisch), Paprikafrüchte, kanarische Tomaten und *Hülsenfrüchte,* wie frische Erbsen, Sojabohne (ist eigentlich der Samen) und Mungobohne möge man nicht vergessen. Unter den *Pilzen* sind Zuchtchampignons gestattet. Vormittags sind frische Früchte, darunter Steinobst, vorzugsweise erlaubt.

Ergänzende Nährstoffe

Vitamin-B-Komplex	150 mg
Vitamin B₁	150 mg
Vitamin B₂	150 mg
Folsäure	400 µg
Biotin	150 mg
Cholin	500 mg
Inositol	500 mg
Beta-Carotin	25 000 I. E. oder

Vitamin A   10 000 I. E.
Vitamin C   ab 2 g und mehr
                     über den Tag verteilt
Vitamin E   400 I. E.

Bei prämenstrueller Akne zusätzlich
Gamma-Linolensäure   bis zu 500 mg täglich
Lecithin   80 mg und mehr.

Allergien

Der typische Fall
Wenn ich von Allergien spreche, könnte ich gleich hundert typische
Fälle aufzeigen. Täglich begegnen mir diese unglücklichen Men-
schen in meiner Praxis. Beschränken wir uns hier auf zwei Beispiele,
die sich direkt auf unser Thema – Schönheit durch die richtige
Ernährung – beziehen. Denn in diesen Fällen beeinträchtigt die
Allergie auch das Aussehen.

Ein Nesselausschlag hat den 56jährigen Bernhard schlimm ent-
stellt. Zum erstenmal sei der Ausschlag vor einem Jahr, wenige Tage
nach seiner Silberhochzeit, aufgetreten, verblüffenderweise während eines Ausflugs mit seinem Kegelklub vollständig verschwunden und erst fünf Monate später wieder ausgebrochen.

Ebenso ratlos ist Jürgen, ein 34jähriger aufstrebender Rechtsan-
walt, gut aussehend und sportlich. Sein Gesicht ist gerötet und
angeschwollen. Jürgen weiß schon um seine Neigung zu allergischen Reaktionen. Pilze verträgt er nicht, bei Pfirsichen tränen seine
Augen, bei Äpfeln juckt der Mund, Autoabgase verursachen Kopfschmerzen. Hinzu kommt, daß sein Beruf viel Anspannung mit sich
bringt. Auch privat hat er im Moment Sorgen: Seine Verlobte hat
die Bindung gelöst. Also kommt zum beruflichen noch starker
psychischer Streß hinzu, der der Allergie Tür und Tor öffnet.

Während ich bei Jürgen besonderes Augenmerk auf die seelische
Belastung richte und meine Ernährungsempfehlungen entsprechend wähle, sehe ich bei Bernhard zunächst die schwere Aufgabe
vor mir, herauszufinden, um welche Allergie es sich handelt.

Was ist eine Allergie?

Eine Allergie kann sich in ganz verschiedenen Symptomen äußern, häufig betrifft sie das zentrale Nervensystem. In vielen Fällen liegt eine *Nahrungsmittel*allergie vor, meist eine Überempfindlichkeit gegenüber gewissen chemischen Substanzen. Allergene wirken auf Gehirn und Gedanken, die die Gefühle und das Verhalten beeinträchtigen. Oft liegt eine Unverträglichkeitsreaktion auf Eiweiß vor, die die Nieren in Mitleidenschaft zieht. Das bedeutet aber, daß die Allergene im Körper verbleiben, weil die kranken Nieren die allergische Reaktionslage nicht mehr unter Kontrolle haben.

Treten die sehr verschiedenen Symptome, wie Hautveränderungen oder asthmatische Beschwerden, häufig auf, werden sie im allgemeinen mit Allergien in Verbindung gebracht. Weniger schnell sichtbar ist die hohe Anzahl der Symptome, die das Nervensystem und die Gemütslage beeinflussen. Mehr Männer als Frauen leiden an diesen Symptomen.

Einen kuriosen Mechanismus nenne ich das »Kreplach-Phänomen«. Der Name stammt aus einem alten Witz von einem Jungen, der eine Phobie vor Kreplach hatte. Kreplach ist ein jüdisches Gericht, das aus einer würzigen Füllung in Teig, ähnlich wie Ravioli, besteht. Immer wenn der Junge Kreplach sah, stieß er einen Schrei aus und lief aus dem Zimmer. Eines Tages wollte ihm die Großmutter seine mit dem Verstand nicht faßbare Angst vor diesem gänzlich harmlosen Essen nehmen. Sie lud ihn in ihre Küche ein, damit er bei der Zubereitung zusehen konnte. Still saß er dabei, als sie ihm zeigte, wie sie die Füllung herstellte und den Teig knetete. Mit Interesse sah er zu, als sie den Teig ausrollte und ihn in kleine Quadrate schnitt. Gespannt beobachtete er, wie sie ein bißchen von der Füllung in die Mitte eines der Quadrate setzte. Er zuckte nicht mit der Wimper, als sie eine Ecke des Quadrats nahm, sie zur Mitte herüberklappte und mit der zweiten Ecke ebenso verfuhr. »Ich verstehe, Großmutter«, sagte er, und sie fügte die dritte Ecke hinzu. Dann klappte sie die vierte Ecke herüber, und das Stück war fertig. In diesem Moment floh der Junge aus der Küche und schrie: »Oh, Kreplach!«

Die emotionalen Regungen der vielen Menschen, die nicht glau-

ben, daß spezielle Substanzen in der Nahrung auch psychische
Symptome auslösen können, sind der Reaktion des kleinen Jungen
im Witz sehr ähnlich. So sind etwa Pflanzenschutzmittel Drogen,
die das Nervensystem beeinflussen. Jeder Mensch reagiert anders
auf gewisse Substanzen. Schon eine niedrige Dosierung kann zum
Beispiel Wirkungen hervorrufen, die einer Vergiftung gleichen. In
unseren Nahrungsmitteln befinden sich – durch Spritzmittelan-
wendung, Überdüngung, auf Höchsterträge ausgerichtete Tierhaltung und einiges mehr – zahlreiche Stoffe, die das Zellgewebe
verändern können. Eine Allergie ist eine Zellreaktion, und die
Gehirnrinde besteht aus Zellen, die wie andere Zellen auf von
außen kommende Reize reagieren, also ebenfalls auf die von Allergenen.

Die *Haut* reagiert deshalb so heftig, weil das menschliche Abwehrsystem in der Vergangenheit gegen eine bestimmte Substanz
empfindlich wurde und Antikörper gebildet hat. Wenn das Immunsystem gegenüber Schwermetallen, wie Chrom, Blei, Quecksilber,
Aluminium oder Nickel, sensibilisiert ist, dann wird jede Berüh-
rung mit einem dieser Metalle eine allergische Reaktion auslösen.
Empfindlichkeiten bleiben ein Leben lang bestehen, eine Heilung
ist nicht möglich, nur eine Änderung der Lebensgewohnheiten, eine
Ernährungsumstellung und eine Entgiftung vermögen Erleichte-
rung zu schaffen. Jeder Kontakt mit den betreffenden Substanzen,
ob es sich um Nahrungsmittel, Pflanzen, Tiere oder andere Aller-
genträger handelt, ist konsequent zu meiden.

Allergische Reaktionen zeigen eine jahreszeitliche beziehungsweise tagesrhythmische Abhängigkeit: Im Frühjahr neigt die Haut
vermehrt zu allergischen Reaktionen. Im Sommer laufen die unbe-
wußten Vorgänge im Organismus normal ab, das heißt, das Hautbild zeigt selten krankhafte Veränderungen. Im Herbst beginnen
die Vorgänge im Organismus sich zu verlangsamen, der Stoffwechsel wird negativ beeinflußt und die Haut dadurch schlecht durchblutet. Sie wirkt blaß, schlaff und welk. Im Winter tritt zusätzlich
ein Mangel an Vitaminen (vor allem an den Vitaminen A, D, E und
C) auf. Dieser Mangel verstärkt die Hautveränderungen.

Oft leiden Allergiker an einer Allergie des Magen-Darm-Trakts.
Meist handelt es sich um eine Schimmelpilzallergie, am häufigsten

vertreten ist *Candida albicans*. Dieser Fremdkörper in der Darm-flora wird mit den täglichen Mahlzeiten in unterschiedlicher Menge aufgenommen. Einseitige Ernährung, hormonelle Veränderungen während der Pubertät und der Schwangerschaft können die Bereit-schaft zur allergischen Reaktion verstärken.

Eine Allergie hängt immer mit einer Empfindlichkeit gegenüber bestimmten Substanzen, den Allergenen, zusammen. Jedes Nah-rungsmittel kann ein Allergen enthalten oder sein. Folgende allergi-sche Reaktionen sind möglich: Heufieber, Asthma, Nesselaus-schlag mit Bläschenbildung, Bluthochdruck, Erschöpfung, Ver-stopfung, Magenstörungen, Schwindel, Kopfschmerzen, mentale Störungen, Hyperaktivität oder Hypoglykämie. Nach einer Mahl-zeit können extreme Müdigkeit, Blähbauch, Herzklopfen, Schwit-zen oder ein plötzliches Gefühl mentaler Unstimmigkeit auf-treten.

Nahrungsmittel, Inhalationsstoffe und andere Substanzen kön-nen das Gehirn derart fehlleiten, daß das Symptom wie eine psychi-sche Störung erscheint. Gleichgültigkeit, Schlaflosigkeit und Erre-gungen bis hin zu ernsten Symptomen, wie Migräne, Depression, Gedächtnisverlust, Aggressivität und Halluzinationen sind die Fol-gen. In manchen Fällen mag ein Allergen diese Irreführung des Gehirns ausgelöst haben, sie ist zugleich Symptom einer Allergie-neigung. Aber nicht nur ein bestimmtes Lebensmittel vermag aller-gische Reaktionen hervorzurufen, noch heftigere Reaktionen kön-nen allein schon durch das bloße Sehen oder Gespräch über dieses Lebensmittel ausgelöst werden – wie das »Kreplach-Phänomen«.

Allergene gelangen auf verschiedene Wege in den menschlichen Körper, so zum Beispiel durch
O Injektionspräparate, Medikamente oder Schutzimpfungen,
O Kosmetika, Körperpflegemittel,
O Insektenstiche,
O vergiftete Eichenbäume oder Eichenmöbel durch Inhalation,
O Inhalation (etwa von Efeuduft oder Holzschutzmitteln in Mö-beln),
O Aufnahme von Pollen oder Staub über die Nasenschleimhaut,
O die Nahrung,
O Bakterien, Pilze oder Absorption von Medikamenten.

Wesentlich beteiligt am allergischen Geschehen sind die psychische und physische Grundkonstitution – die Stärke Ihres Immunsystems. Streß, schlechte Ernährungsgewohnheiten, ungenügender Schlaf, starke seelische Erschütterungen und Infektionen können den Körper und seine Widerstandskraft gegenüber Allergenen schwächen. Ein gesunder Organismus kann sich den Allergenen widersetzen, ein Mangel an Nährstoffen kann die Arbeitsweise der Zellen jedoch so beeinträchtigen, daß Fremdstoffe leichter einzudringen vermögen.

Allgemeine Tips

Jede ernstzunehmende Hautveränderung, die Sie mit Sorge erfüllt, müssen Sie mit Ihrem Arzt besprechen. Vielleicht haben Sie schon über längere Zeit hinweg beobachtet, daß es möglicherweise Nahrungsmittel sind, auf die Sie »allergisch« reagieren. Finden Sie zuerst heraus, welche Nahrungsmittel die Veränderungen auslösen, und versuchen Sie diese Nahrung aus Ihrem Speiseplan zu streichen. Der im Anhang beschriebene »Rotationsplan« zeigt Ihnen, wie Sie am besten vorgehen. Vielleicht stellen Sie fest, daß Ihre Lieblingsspeise zu einer Gruppe von Nahrungsmitteln gehört, von der Sie bereits eines oder mehrere aus irgendeinem Gefühl heraus nicht essen. Der Verzicht auf bestimmte Nahrungsmittel ist eine uralte Therapie. Vor allem hat es sich erwiesen, daß das Weglassen etwa von *Kuhmilch* und *herkömmlichen Milchprodukten*, *Alkohol*, *Zucker* (allen Formen), *Karotten*, *Hafer*, *Bohnen*, *Zwiebeln*, *Knoblauch*, *Weizen*, *Honig*, *Tomaten*, *Äpfeln*, *Kalbfleisch*, *Rindfleisch*, *Schweinefleisch* und *Rübensirup* eine Besserung des gesamten Hautbildes bewirkt.

Wenn Sie noch Amalgamfüllungen in den Zähnen haben, sollten Sie diese Plomben von Ihrem Zahnarzt entfernen lassen. Die Symptome verschlimmern sich während des Behandlungszeitraums zwar, nach abgeschlossener Zahnsanierung könnte die Lebensmittelallergie aber wie weggeblasen sein. Ihr Kopf wird wieder klar. Zucker sollten Sie dennoch meiden.

Ernährungsempfehlungen

»Rotationsdiät« siehe »Rotationsplan« im Anhang.

Ergänzende Nährstoffe

Vitamin A	10 000 bis 25 000 I. E.
Vitamin-B-Komplex	150 mg pro Tag
Vitamin B_6	bis zu 50 mg
Vitamin B_{12}	bis zu 25 mg, evtl. mehr
Niacin	100 bis 300 mg
Pantothensäure	100 bis 200 mg
Vitamin C	täglich 1 bis 5 g
Vitamin D	300–400 I.E.
Vitamin E	täglich bis zu 800 I. E.
mehrfach ungesättigte	
Fettsäuren	
Calcium	täglich bis zu 1000 mg
Magnesium	bis zu 500 mg
Mangan	5 mg 2× wöchentlich
	10 Wochen lang
Kalium	bis zu 200 mg.

Ausschläge

Der typische Fall

Die 35jährige Astrid, Sekretärin in einer turbulenten Werbeagentur, wird ihren juckenden, rötenden Hautausschlag, der seit Jahren immer wieder für einige Wochen ausbricht, nicht los. Bei ihr treffen mehrere Umstände zusammen, die diese Abwehrreaktion hervorrufen. Zum einen hat sie selbst schon beobachtet, daß sie einige Inhaltsstoffe von Kosmetika nicht gut verträgt, offenbar betrifft es Konservierungsstoffe und andere Substanzen. Das allein würde die Haut vielleicht noch verkraften, nicht aus ihrem Gleichgewicht bringen. Bei der jungen Frau kommen noch zwei weitere Faktoren hinzu: unzureichende Ernährung und ein zu hoher Medikamentenkonsum. Seit ihrer Teenagerzeit nimmt sie bei Menstruationsbeschwerden stets starke Schmerzmittel. Und an ein regelmäßiges Essen ist in ihrem hektischen Beruf, wie sie selbst zugibt, auch nicht zu denken. Entweder bleibt keine Zeit dazu, oder es wird zuviel, zu fett und üppig gegessen. Es verwundert nicht, daß die Gallenblase dann überfordert ist und sich spontan entleert.

Weshalb reagiert die Haut mit einem Ausschlag?

Wenn bei diesem Hautbild nicht gerade die Masern, Röteln, Scharlach, Typhus oder ähnliches vorliegen, deutet der Ausschlag auf Bakterienreaktionen im Körper hin und wird auch »giftiger« (»toxischer«) beziehungsweise »allergischer« Hautausschlag genannt. Auslöser sind Medikamente, Kosmetika, Zigaretten oder die Ernährung. Eine Hautrötung tritt infolge Erweiterung und vermehrter Füllung der Blutgefäße auf. Unter der heißen Dusche erhöht die Wärmeeinwirkung den Juckreiz, der Vorgang gleicht einer Verbrennung. Dieses Hitze-Erythem verursacht eine vorübergehende Hautrötung. Ebenfalls sind psychischer Streß und Überforderungssyndrom nicht auszuschließen.

Die sogenannte »Dermatitis« (Hautentzündung) entstand bei Astrid wohl in erster Linie durch die ungesunde Lebensweise und die unverträglichen Kosmetika. Aber auch Medikamente, wie eine gelegentliche Schlaftablette, wenn Astrid gar nicht abschalten konnte, oder eine Calcium-Brausetablette, weil dies gesund sein soll, hatten längst das ihre zur Vergiftung des jungen Körpers beigetragen. Entsprechende Untersuchungen wiesen ferner erhöhte Werte von Quecksilber und Cadmium im Blut nach. (Schwermetalle können die Gesichtshaut uneben werden lassen und zur Entwicklung von Bläschen bis zur Narbenbildung führen.)

Ebenso können Hautausschläge durch einen Mangel an Vitaminen der B-Gruppe entstehen, der bei schlechten Ernährungsgewohnheiten leicht eintritt. Ungesättigte Fettsäuren, wie die Linolensäure*, und die Gabe von Vitamin B_6 führten bei Kindern mit Dermatitis zu guten Erfolgen. Auf tierische Fette (mit mehrfach gesättigten Fettsäuren) sollte allerdings weitgehend verzichtet werden. Ebenfalls trägt das Vitamin A als essentieller Nährstoff zur Verbesserung und Gesundung des Hautgewebes bei.

Wurde der Ausschlag, was auch möglich ist, durch einen Zinkmangel ausgelöst, geben schlecht heilende Wunden oder große weiße Flecken auf den Fingernägeln meist deutliche Hinweise. Das Stichwort »Ernährung« (Mangelernährung, zuviel Kaffee, schwarzer Tee, Zucker und Zuckerersatzstoffe, Alkohol) ist hier also einer der Schlüssel, zum anderen sind es die Belastungen durch Streß (Ängste, schlechter oder zuwenig Schlaf, Leistungsdruck), Nikotin und Schwermetallablagerungen im Organismus.

Welcher Zusammenhang besteht zwischen Gallenblase und Ausschlag?

Die gesunde Gallenfunktion besteht darin, daß die Gallensalze die Verdauung von Fetten fördern, wobei die Fettstoffe gespalten werden. Der von der Leber hergestellte Gallensaft befindet sich in der Gallenblase. Wenn Astrid sich nicht »vollwertig« ernährt, sie ihrem Organismus also nicht die notwendigen Nährstoffe zuführt, verliert die Leber ihre Kontrollfunktion und führt die falschen Fette in die Blutbahn. Nicht nur die Fette geraten dorthin, sondern ebenso Spuren der in der Nahrung vorhandenen Schwermetalle. Symptome wie die bei Astrid sind die Folge.

Ernährung und gesunder Schlaf haben dabei entscheidende Bedeutung. Solche Ausschläge bilden sich dann, wenn die Leber Gallenbestandteile oder giftige Substanzen in die Blutbahn gelangen läßt, die die Haut reizen, doch auch dann, wenn Schwermetalle den erschöpften und gestreßten Organismus zusätzlich belasten.

Allgemeine Tips

Ich empfehle möglichst viel Schlaf, Sauna und/oder Dampfbäder. Auf alle Fälle rate ich zur Entfernung der Amalgamplomben. Statt dessen sollte der Zahnarzt Ihre Zähne mit einer Occlusin-Füllung oder einer Glas-Porzellan-Mischung sanieren.

Tips für die Pflege von außen

Kosmetika mit Zusätzen, wie *Parabenestern, Paraffinen, Polyglykolether* und *Fettsäureamid*, sollte man außer acht lassen. Nicht immer sind Emulgatoren, so zum Beispiel *Natriumlaurylsulfat*, auf dem Beipackzettel ausgewiesen. Mit Natriumlaurylsulfat hergestellte Cremes werden mitunter als »Lanette-Cremes« bezeichnet und sind zwar tropensicher – was für unsere Breitengrade nicht erforderlich ist –, lassen aber die Haut aufquellen. *Glykolether* dringen in die Haut ein und nehmen dabei andere Stoffe mit. Glykolether sind zum Teil um ein Vielfaches giftiger für lebende Zellen als Natriumlaurylsulfat und haben nervenlähmende Eigenschaften.

Hobbykosmetikern sei geraten: Vorsicht vor den verschiedenen *Acrylat-Gelbildnern* und vor dem Erhitzen empfindlicher Öle, wie Weizenkeimöl! Acrylsäure beziehungsweise die verschiedenen Acrylat-Gelbildner enthalten Benzol und Toluol. *Benzol* ist ein Nervengift und krebserregend, und *Toluol,* dem Benzol ähnlich, wirkt außerdem knochenmarksschädigend. Erhitztes Öl wird wirkungslos, Enzyme und andere Wirkstoffe aus Pflanzensäften halten sich in Cremes nicht lange.

Kollagene, Elastin, DNS, »night repair« und Liposome bilden die Aufhänger für versprochene Wirkungen, die in der Regel auf sich warten lassen. In manchen Nährcremes können Provitamin A, die Vitamine A, E und der B-Gruppe oder Bestandteile davon durchaus sinnvoll sein. So ist zum Beispiel Honig ein wertvoller Bestandteil, besonders von Feuchtigkeitscremes.

Wählen Sie Ringelblumencremes, Cremes mit Honig, Roheiweiß[*] oder Milchsäure, solche mit den genannten Vitaminen sowie Provitamin A, mit ungesättigten Fettsäuren und mit höheren Fettalkoholen, Lanolin, Lecithin, Bienenwachs. Gestattet sind auch Cremes mit Pflanzenextrakten, organischen Säuren (etwa Aminosäuren), Vitamin C und Vitaminen der B-Gruppe. Zusätzlich ist eine schwefelhaltige Salbe ratsam.

Für die Herren empfehlen sich Cremes auf Seifenbasis, sogenannte »Stearatcremes«[*]. Sie sorgen für die Festigkeit der Haut und hinterlassen auf dem Gesicht so gut wie keinen Glanz.

Gesundheitlich unbedenklich, leider aber wenig eingesetzt sind nichtionogene Emulgatoren aus Stearinsäure und Zucker. Weitere natürliche Cremebildner sind Alginsäure, Tragant, Stärke sowie viele abgewandelte Cellulosen, Bentonit und Eucerit, Magnesiumseifen, Zinkseifen und Aluminiumseifen sowie Cetylalkohol (Palmitylalkohol). Die altbewährte *Nivea*creme enthält einen Teil der genannten Zusätze.

Ernährungsempfehlungen

Die Spurenelemente Zink und Selen sind wichtig und reichlich in Austern, Roggenkeimen, Datteln, Haferflocken und guten, unbehandelten Käsen sowie Weizenkeimen enthalten (für Allergiker sind Weizenkeime allerdings ungeeignet). Achten Sie auf Vollkornprodukte aus biologischem Anbau und Milcherzeugnisse mit mindestens neunzig Prozent rechtsdrehender Milchsäure, die einen möglichst hohen Anteil an Milchsäurebakterien, vor allem *Lactobacillus acidophilus* und *Lactobacillus bifidus*, aufweisen. Frischer Fisch, Vollkorngetreide, ungeschälter Reis, frische Pilze und Knoblauch (aber bitte Vorsicht: Knoblauch kann allergische Reaktionen auslösen), Leber und Nieren vom Rind (aus artgerechter Haltung) stellen geeignete Lebensmittel dar. Essen Sie häufig
viel rohes Gemüse, wie Brokkoli, Grünkohl und andere Blattgemüse, Wurzelgemüse und Petersilie;
Frischfisch, wie Lachs, Stint, Thunfisch (für Allergiker nicht geeignet), Hering, Rotbarsch, Kabeljau, Heilbutt, Lachsforelle und Austern;
Vollkorngetreide, Naturreis, Roggenkeime, Haferflocken, Cornflakes, Spaghetti;
Lammfleisch, Schafffleisch oder Rindfleisch, *frisches* Hühnerfleisch (kein Schweinefleisch oder Kalbfleisch!);
Datteln als Trockenobst;
Milchprodukte, wie italienischen Käse (Mozzarella, Parmesan), bulgarischen oder anderen milden Schafskäse, Ziegenkäse, Rohmilchkäse, Frischkäse, Hüttenkäse, Quark, trinken Sie Büffelmilch oder Stutenmilch aus dem Reformhaus.

Ergänzende Nährstoffe

Vitamin A, als gewebeheilender Faktor bekannt, kann der Organismus nur in Gegenwart von Zink völlig verwerten. Zuwenig Zink im Körper zieht also einen Mangel an diesem Vitamin nach sich. Zink regt dessen Ausschüttung aus der Leber an, bei Zinkmangel speichert die Leber das Vitamin daher vermehrt, und es kann dort Schäden verursachen. Wenn Sie noch Selen einnehmen, entgiften Sie Ihren Körper zusätzlich. Selen ist für die Zellfunktionen und Zellmembranen wichtiger als das Vitamin E.

Zinkaspartat	600 mg
Vitamin C	6 g und mehr
Zinkcitrat	125 mg
Vitamin A	50 000 bis 75 000 I. E. zwei bis drei
(aus dem Fischleberöl)	Monate lang, danach auf 10 000 bis 25 000 I. E. reduzieren
Vitamin-B-Komplex, vor allem mit	
Vitamin B_2,	bis zu 150 mg täglich
Vitamin B_6 und Biotin	bis zu je 50 mg
Selen mit Methionin	200 µg
Vitamin E	400 mg oder 400 I. E.
Niacin	300 mg täglich vor dem Mittagessen
Vitamin D (aus dem Fischleberöl)	400 I. E.
Kalium	30 bis 50 mg
L-Carnitin	bis zu 500 mg täglich.

Besenreiser, geplatzte Äderchen, Rosazea, Pfundnase

Der typische Fall

Die resolute 60jährige Bäuerin Anna hatte, als sie zu mir kam, auch gleich die Erklärung für ihre verschiedenen Probleme bereit: Am Wetter läge es, dem sie in ihrem Leben schließlich täglich ausgesetzt sei, und am Streß mit dem Hof und den fünf Kindern. Ihre Probleme waren die immer dicker werdende, blau verfärbte Knollennase, rote Äderchen auf den Wangen und ein offenes Bein. In bezug auf die tatsächlichen Ursachen hatte ich einen Verdacht und fand ihn im Gespräch bald bestätigt: Wie vielerorts auf dem Lande noch üblich, zählten Schweinefleisch und Mettwurst zu den häufigsten Bestandteilen von Annas Mahlzeiten. Die roten Äderchen rühren von der Rosazea her, im Volksmund »Kupferfinne«. Und diese wiederum hängt mit der Knollennase unmittelbar zusammen.

Wie kommt es zu geplatzten Äderchen?

Die Kupferfinne ist eine Venenerkrankung. Sie tritt bevorzugt im Gesicht auf, und zwar meistens erst nach dem dreißigsten Lebensjahr. In der obersten Hautschicht entstehen entzündlich-eitrige Knötchen. Nach Abklingen der Eiterung flacht das Knötchen ab. Es bleibt eine Rötung mit glatter Oberfläche zurück. Die roten Flecken können zusammenfließen, so daß schließlich das ganze Gesicht blaurot verfärbt erscheint. Ebenso kann die Rötung verblassen, und die geschädigten, blau gefärbten aderreichen Gefäßreiser sind zu sehen. Schließlich kann die Haut sich durch Bindegewebswucherungen verdicken, wie bei der Pfundnase, letzteres wird im allgemeinen jedoch nur bei Männern beobachtet.

Geplatzte Äderchen können von einem Infektionsherd im Körper ausgelöst werden, sie können auch bei Störungen von Leber, Magen und Darm, durch Verdauungsstörungen beziehungsweise chronische Verstopfung entstehen. Mögliche Ursachen:

○ überhöhter Kaffeegenuß und scharf gewürzte Speisen,
○ extreme Witterungsbedingungen,

○ Schadstoffeinwirkungen,
○ nervliche Belastungen vielfältiger Art,
○ Aufregungen,
○ Cortison-Medikation,
○ Neigung zu fettiger Haut, Überproduktion der Talgdrüsen,
○ Fehlleistungen der Schilddrüse, der Keimdrüsen und der Sexualorgane.

Die genannten Einflüsse führen allmählich zu Gefäßerweiterung und dadurch zur Erhöhung des Blutflusses; einige Blutwerte, wie der Hämatokrit- und der Hämoglobinwert, steigen.

Im medizinischen Sprachgebrauch werden die Besenreiser *Akne rosacea* genannt. Dieser Begriff ist aber nicht richtig. In früherer Zeit trat diese Gesichtshautveränderung in der Regel erst ab dem fünfzigsten Lebensjahr auf, heute findet man sie in zunehmendem Maße schon bei jüngeren Personen. Der Beginn zeigt sich in fleckiger Rötung, dünn gestreifter Schuppung, erweiterten Äderchen und anderen Hautveränderungen, wie Pusteln, vor allem auf Stirn, Wangen, Kinn und Nase. Gerade Männer mit einer Neigung zur sogenannten »Pfundnase« sind davon betroffen.

Wie entsteht die unschöne Pfundnase?

Wenn Sie sehr häufig tiefgefrorenes Geflügel, Hühnerbrust und vor allem viel Schweinefleisch und Innereien verzehren, nehmen Sie nicht nur *zuviel* Vitamin B_1 auf, sondern auch verstärkt schädliche Bakterien. Das erhöht die Reizbarkeit der Haut und die krankhafte Ansammlung von Flüssigkeit in der Haut, es entsteht eine äußerlich sichtbare Gefäßerweiterung mit Krampfadern. – Ein Mangel an Vitamin B_1 kann eine Übersäuerung des Blutes und der Gewebe, bedingt durch eine Störung des Säure-Basen-Haushalts, hervorrufen. Diese Verschiebungen im Säure-Basen-Gleichgewicht können die Ursache für Hautrötungen, Bläschen und Blasenbildung sowie akneähnliche Hautkrankheiten und eben die »Pfundnase« sein.

Eine volle, gut durchblutete Nasenspitze zeigt eine gut funktionierende Verdauungstätigkeit an. Ist sie bläulich verfärbt, gibt sie Hinweise auf starke Gärungsvorgänge im Darm. Am ausgeprägtesten ist die Verfärbung bei Alkoholikern zu beobachten, sehr häufig jedoch auch bei Vegetariern. Wird Rohkost nämlich ungenügend verdaut, bilden sich Gase und Gifte, die über einen längeren Zeitraum hinweg ebenfalls die Leber schädigen. Sieht Ihre Nasenspitze blaß und zart aus, sollten Sie den Magen nicht zu sehr belasten. Und isolierte Blässe um die Nase herum ist das Zeichen einer Magenschleimhautentzündung (Gastritis). Enge Nasenlöcher zeigen Probleme des Atmungstraktes auf, eventuell mit Neigung zu Asthma oder Bronchitis. Senkrechte Einkerbungen auf der Nasenspitze geben eine Neigung zur Magenschleimhautentzündung an.

Allgemeine Tips

Bei einer Magenschleimhautentzündung sollten stets *Alkalisalze, Vitamin E* und die Vitamine des *B-Komplexes* eingesetzt werden. Vorsicht bei Rheumatabletten, die oft starke Magenschmerzen wegen Unverträglichkeit verursachen. Nachweislich hat das Vitamin E, das dem Organismus in der richtigen Dosierung keinen Schaden zufügt, die gleiche Wirkung wie Rheumatabletten! Gehen Sie umweltbedingten Reizen, wie Schadstoffbelastungen, möglichst aus dem Weg. Verzichten Sie auf fettreiche und kohlenhydratreiche Nahrung und vor allem auf überhöhten Genuß von Tee, Kaffee und Alkohol. Meiden Sie extreme Hitze, Kälte und Ärger. Lindern Sie Verdauungsstörungen beziehungsweise Durchfall oder Verstopfung mit ballaststoffreicher Kost (Gemüse), Wismuttee, frischer Ananas oder Papaya. Trinken Sie mehrmals täglich Anguratetee aus Peru, nach Vorschrift und mit Volvic-Wasser oder Königsteiner Haderheck-Wasser zubereitet.

Des weiteren empfehle ich die Vitamine C und E, die insbesondere der Gefäßbrüchigkeit entgegenwirken. Zusammen mit Citrin genommen, das zu den Bioflavonoiden gehört, erhöht sich der gefäßstärkende Effekt. Die Natur bietet Citrin in Paprika, Heidelbeeren, roter Bete, schwarzen Johannisbeeren und Zitrusfrüchten an.

Rutin, ein weiteres Bioflavonoid, hat bei Erweiterung der Hautgefäße, wie Besenreisern oder Rosazea, schützenden Einfluß. Man verwendet es zusammen mit den Vitaminen C und K. Buchweizen, Zitrusfrüchte und Eukalyptus liefern Rutin natürlicher Form. Citrin und Rutin haben zusammen mit Vitamin C entzündungshemmende, antiallergische und östrogene Eigenschaften.

Tips für die Pflege von außen

Eine hilfreiche Anwendung ist die Lymphdrainage nach EMIL VODDER. (Erkundigen Sie sich diesbezüglich bei Ihrem Arzt oder Ihrer Kosmetikerin.)

Um eine bessere Durchblutung der Gefäße zu erreichen, sollten natürliche energieproduzierende, feuchtigkeitsspendende Emulsionen* mit Jojobaöl, Aminosäuren und Monosacchariden nach Art der Lymphdrainage in die Gesichtshaut einmassiert werden.

Ernährungsempfehlungen

Verboten sind Milch, Schweinefleisch und Schweinswurst.

Hohe Vitamin-B_1-Konzentrationen finden sich besonders in Gerstengraupen, Rinderlunge, Fasan, Heilbutt, frischer Hühnerbrust, Kondensmilch, Frischkäse (50% Fett i. Tr.). Vitamin B_2 liefern vor allem Chester (50% Fett i. Tr.), Emmentaler (40% und 45% Fett i. Tr.), Gruyère, Tilsiter (45% Fett i. Tr.), Provolone, Parmesan (sehr viel), Edelpilzkäse (50% Fett i. Tr.), Roquefort und Gorgonzola, Camembert (30% Fett i. Tr.), Limburger (40% Fett i. Tr.) und Münsterkäse (50% Fett i. Tr.). Auch in Sauermilchkäse, wie dem Harzer und Mainzer Handkäse und Stangenkäse (10% Fett i. Tr.) ist Vitamin B_2 vorhanden. Die besten Vitaminquellen sind kaltgepreßtes Weizenkeimöl, Sonnenblumenöl;
alle Grünblattgemüse, wobei Grünkohl am meisten Vitamin C enthält, Mangold, Paprika, Porree, rote Bete;
Heidelbeeren, schwarze Johannisbeeren, Zitrusfrüchte und Erdbeeren;

Buchweizen*, Dinkel, Buchweizennudeln, ungeschälter Reis, Gerstengraupen;
Frischfleisch, wie Rinderlunge, Lammfleisch, frische Hühnerbrust, frisches Wildgeflügel (Fasan, Rebhuhn);
Milchprodukte, wie Kondensmilch, Frischkäse (50% Fett i. Tr.), Chester, Emmentaler, Gruyère, Tilsiter, Provolone, Parmesan, Roquefort, Gorgonzola, Camembert, Limburger, Münsterkäse, Sauermilchprodukte;
Fisch, wie Lachs, Heilbutt (schwarz und weiß).

Ergänzende Nährstoffe
Die Vitamine C und E, deren gemeinsames Wirken Sie unter allen Umständen bei Hautveränderungen wie den hier beschriebenen nutzen sollten, bietet die Apotheke in Kapselform an. Eine Kapsel enthält 200 I. E. Vitamin E und 500 mg Vitamin C. Davon nehmen Sie dreimal täglich zwei Kapseln zu den Mahlzeiten.
   In ein anderes Vitamin-C-Präparat sind noch Rutin, Citrin und Hesperidin eingearbeitet. Nehmen Sie hiervon täglich eine bis drei Tabletten und dazu zwei Kapseln Vitamin E zu je 200 I. E.

Vitamin C 1000* mit Bioflavonoiden	ab 1 g bis zur Toleranzgrenze
Vitamin E 200 I. E.	täglich 2× 2 Kapseln zu den Mahlzeiten
Vitamin-B-Komplex	30 bis 100 mg täglich
Alkalisalze*	bei Störungen des Säure-Basen-Gleichgewichts.

Empfindliche Haut

Der typische Fall
»Empfindlich« ist eigentlich nicht das geeignete Wort, »überempfindlich« müßte es besser heißen. Das Krankheitsbild der überempfindlichen Haut ist immer häufiger zu sehen, gerade bei Frauen in der Lebensmitte. Denn in dieser Lebensphase ist bei ihnen alles im Umbruch, meist von Ratlosigkeit und Unzufriedenheit begleitet.

Siglinde ist Ende Vierzig. Sie lebt allein, hat als Lehrerin einen interessanten Beruf und, wie sie sagt, eigentlich keine Probleme. Erst als ich nachbohre, gibt sie zu, daß in jüngster Zeit doch oft Ängste auftauchen: den Arbeitsplatz zu verlieren, ohne Partner alt zu werden, im Leben ein paar Weichen falsch gestellt zu haben... Depressive Verstimmungen erlebt sie häufig und bemerkt auch selbst, daß sie manchmal unangemessen übersensibel reagiert. Und so reagiert auch ihre Haut – gleichsam als Spiegel ihrer Seele. Die psychische Anspannung hat bei Siglinde eine sogenannte »Hypersensibilität« ausgelöst, einen Zustand, in dem alle Organe des Körpers überempfindlich reagieren. Das geschieht gerade dann, wenn der Betroffene selbst nicht in der Lage ist, die Ursachen zu analysieren und auszuschalten.

Hinzu kommen noch all die anderen Faktoren, auf die wir heute keinen Einfluß mehr haben: Wir erleben immer stärker, daß Umweltreize und schädliche Einflüsse von Tag zu Tag schlimmer werden und wir allesamt mehr Alltagsstreß in jeder Form, sei es chemischen, physikalischen, witterungsbedingten oder seelischen Belastungen, ausgesetzt sind. Leistungsdruck ist für uns heute schon zum Gesellschaftsspiel geworden, und die immerwährende Industrialisierung nehmen wir anscheinend in Kauf. Unsere Haut muß all diese Reize aufnehmen, und dann wundern wir uns, wenn sie darauf reagiert.

Warum ist die Haut heute vielleicht empfindlicher als früher?

Die Umweltreize und Umwelteinflüsse auf uns und unsere Haut haben zugenommen – und auch das Wissen darum. Ihren verschiedenen Formen – chemischen, physikalischen, witterungsbedingten – sind wir ausgesetzt und uns dessen bewußt. Streß, körperliche und seelische Störungen sind die Folge. Unsere Haut muß diese Vielzahl an Reizen aufnehmen, es ist also nicht verwunderlich, wenn sie empfindlich reagiert. Die Überempfindlichkeit zeigt sich zumeist als
○ Rötung,

O Talgdrüsenstörung,
O verminderte periphere Durchblutung,
O Entzündung, Bläschen, Quaddeln,
O Verdickung der Haut.

Sie bedeutet nichts anderes als eine nervös gesteigerte Empfänglichkeit für Sinnes- oder Berührungsreize, die manchmal sogar als Schmerz empfunden wird, oder einen Gefühlsstau, der sich durch Empfindsamkeit und leichte Verletzbarkeit ausdrückt.

Vor allem hellhäutige Menschen mit schwacher natürlicher Hautfarbe weisen eine empfindliche Haut auf. Sie sind sehr schmerzempfindlich und wenig bräunungsfähig. Häufig leiden sie an einem Mangel an Vitamin D und Vitamin E, an Unterzuckerung oder an bakteriellen Darmstörungen. Sonnenbäder verringern die Hautempfindlichkeit. Die Haut hellhäutiger Personen ist allerdings »dünner« als die dunkelhäutiger und benötigt wesentlich längere Zeit zur Bräunung. Bei Sonneneinstrahlung ist das »Sinnessystem« der Haut also einem ständigen »Kochprozeß« ausgesetzt, der mit der Freisetzung der Gewebshormone Histamin und Serotonin sowie einer möglichen Schädigung der Erbsubstanz, der Desoxyribonucleinsäure (DNS), einhergeht. Bei »mäßigem Schmoren« in der Sonne werden abgestorbene Zellen abgeschuppt und DNS-Schäden repariert, solange das »Reparatursystem« der Haut noch funktioniert. Ist dieser Reparaturmechanismus jedoch durch wiederholte hochdosierte Sonnenbestrahlung überfordert, bleibt dem Gewebe keine Zeit mehr zur Erneuerung, und die Haut wird überempfindlich. Es gilt also, den richtigen Punkt zu treffen: Ein bißchen Sonne hilft, zuviel schadet.

Häufiger Kontakt mit synthetisch erzeugten Reizstoffen (etwa waschaktiven Substanzen, Seifen, einem organischen Lösemittel, Parfüms) schädigt die Haut ebenfalls und läßt sie für ebendiese Reizstoffe noch durchlässiger werden. Anfänglich beobachtet man nur ein leichtes Austrocknen oder Schuppen, die jedoch später in eine Hautentzündung und schließlich in ein Ekzem übergehen können.

Allgemeine Tips

Zuallererst sollten Sie das Rauchen einstellen – falls Sie Raucher(in) sind. Ebenso ist es am besten, auf Kosmetik weitgehend zu verzichten und nur die aus der Kindheit noch bekannten Produkte oder phytoneutrale Körperöle zu verwenden. In hartnäckigen Fällen ist manchmal eine schwefelhaltige Salbe hilfreich.

Sorgen Sie für ein inneres seelisches Gleichgewicht, indem Sie sich den zu lösenden Problemen stellen und Ihr Selbstbewußtsein stärken. Je freier und selbständiger Sie durch die positiven Kräfte in Ihrem Inneren werden, desto leichter gelangen die in Ihnen ruhenden Fähigkeiten an die Oberfläche Ihres Bewußtseins und somit Ihrer Haut. Verinnerlichen Sie die Worte: »Ich bin ganz ruhig, Tag für Tag.« Diesen Satz sollten Sie sich gefühlsmäßig einprägen, und zwar Ihrem Atemrhythmus folgend, so, wie Sie ruhig und gleichmäßig einatmen und ausatmen.

Genießen Sie die Macht der Freude, nehmen Sie das schöne Kompliment an, das man Ihnen schenkt. Danken Sie ihr oder ihm dafür und freuen Sie sich darüber. Wehren Sie auf diese Weise alles Negative von sich ab und schaffen Sie sich Ihren »positiven Zauberkreis«.

Ernährungsempfehlungen

Zucker und Zuckerersatzstoffe sind gestrichen, ebenso Kaffee und schwarzer Tee. Trinken Sie lieber verschiedene Kräutertees und/oder nichtfermentierte grüne Tees aus China oder Japan. Verwenden Sie zur Zubereitung kein Leitungswasser, sondern die »stillen Wässer«* wie beispielsweise Volvic, die dem Tee außerdem mehr Geschmack verleihen.

In den meisten Fällen fehlt es an den Vitaminen der B-Gruppe. Ungesättigte Fettsäuren, wie die Linolensäure*, und das Vitamin B_6 (in Corn-flakes, Parmesan und Frischkäse sowie Spaghetti) reichen schon bei Kindern aus, um ihre empfindliche Haut zu beruhigen. Auf tierische Fette (mit gesättigten Fettsäuren) sollte man weitgehend verzichten.

Ebenfalls tragen einige Aminosäuren und das Vitamin A, vor allem in Lachs, Stint, Büffelmilch, in Wurzelgemüse und Petersilie, zur Verbesserung und Gesundung des in Mitleidenschaft gezogenen Hautgewebes bei.

Sorgen Sie dafür, daß die Lebensmittel von sehr guter Qualität sind, das heißt nährstoffreich und frei von Spritzmittelrückständen. Auf eine *vollwertige* Ernährung ist zu achten. Eventuell empfiehlt sich Rotationsdiät (siehe Anhang: »Rotationsplan«), um festzustellen, welche Nahrungsmittel für Sie günstig sind.

Der Vorzug gilt Produkten, die in rechtsdrehender Milchsäure verarbeitet wurden:

Milchprodukten, wie Hüttenkäse, Quark, Sahne, Joghurt, Buttermilch, Dickmilch, Schwedenmilch, Frischkäse und Parmesan, Büffelmilch;

Salaten und Gemüsen im Glas; achten Sie dabei auf die Beschriftung, die angibt, ob das Produkt neunzig Prozent *rechtsdrehende Milchsäure [L(+)-Milchsäure]* und *Lactobacillus bifidus, Lactobacillus acidophilus* oder *Lactobacillus sanoghurtii* aufweist;

viel frischem, rohem Sauerkraut (möglichst eine Portion nüchtern vor dem Frühstück nehmen), Wurzelgemüse, Petersilie;

Frischfisch, wie Lachs, Stint;

Gerste, Hirse, Dinkel, Corn-flakes, Spaghetti.

Ergänzende Nährstoffe

Vitamin E	400 bis 800 I. E. täglich zu den Mahlzeiten
Vitamin C	bis zur Toleranzgrenze
Niacin	bis 300 µg täglich
Folsäure	1200 µg täglich
Vitamin B_1	30 mg
Vitamin B_2	30 mg
Pantothensäure	300 mg täglich
Vitamin B_6	150 mg täglich.
In hartnäckigen Fällen	
Vitamin A	50 000 bis 75 000 I. E. zwei bis drei Monate lang, danach auf 25 000 I. E. reduzieren

Vitamin-B-Komplex	bis 150 mg täglich
Biotin	30 bis 50 mg
Niacin zusätzlich	300 mg
Vitamin D	bis zu 400 I.E.
mehrfach ungesättigte Fettsäuren	
Kalium	bis zu 50 mg
Zink	600 mg
Proteine*.	

Hautgrieß

Der typische Fall

Seit Jahren ärgert Monika sich über jene weißlichen Grießkörner, die nur schwer zu beseitigen sind und immer wieder auftauchen, besonders um die Augen und auf der Nase. Die Kosmetikerin kann nicht weiterhelfen, auch Hausmittel, so weiß die 50jährige Mutter von zwei Kindern, nützen nicht. Ich beruhige sie. Denn wenn man Ursachen und Entstehung dieser kleinen Schönheitsmakel kennt, vermag man ihnen gezielt zu begegnen. Die orthomolekulare Wissenschaft hat die Ursachen aufgespürt und setzt eine gezielte Ernährung dagegen.

Wie entsteht Hautgrieß?

Der Hautgrieß, auch *Acne miliaris* oder »Milium« genannt, ist eine Art Hautgeschwulst, die bis zu stecknadelkopfgroße, gelblichweiße, nichtentzündliche Hornperlen in fettigen Hautpartien – etwa im Nasenbereich – bildet. Ursache hierfür können zu stark gesalzene Speisen oder »falsche« Fette sein.

Mit »falschen« Fetten sind gehärtete Fette aus der Nahrung gemeint. Der Fettstoffwechsel kann diese Fette nicht umsetzen, und die freien Fettsäuren vermögen sich von diesen komplexen Fetten nicht zu befreien. Diese Fettsäuren liefern Energie, die nur dann mobilisiert wird, wenn man zuviel falsche Fette gegessen hat. So entstehen Hohlräume im Gewebe, sogenannte »Zysten«, die die fette Flüssigkeit und Bakterien, die sich ebenfalls auf der fettigen Hautfläche befinden, aufnehmen. Bei Diabetikern findet ein vermehrtes Freisetzen der Fettsäuren statt, sie zeigen auch häufig Hautgrieß.

Psychischer Streß kann ein bedeutsamer Faktor für das Entstehen von Hautgrieß sein. Bei seelischer Anspannung braucht der Körper mehr Nährstoffe, und gerade dann greift man unüberlegt zu Schokolade, Zigaretten, Alkohol oder Limonaden, die den augenblicklichen Nährstoffhaushalt belasten. Dies wiederum erhöht den Bedarf an Vitamin C, Beta-Carotin und Calcium und stört das Säure-Basen-Gleichgewicht. Die Folge sind kleine Hautzysten.

Allgemeine Tips

Vitamin D, einmal mit Hilfe des Sonnenlichts gebildet und zum anderen in Kalbfleisch oder Lachs reichlich enthalten, füllt das »Körperdepot« mit genügend Calcium.

Vitamin E, das die höchste Konzentration in kaltgepreßtem Weizenkeimöl, Mandeln, Walnüssen, Haselnüssen und Walnußöl aufweist, schützt gleichzeitig vor Narbenbildungen.

Tips für die Pflege von außen

Vitamin-A-Creme* dient vor allem der Gesunderhaltung einer glatten Haut. Zusätzlich verwendet man ein Gesichtswasser* mit Vitamin A. Der Erfolg ist in sechs Wochen sichtbar.

Ernährungsempfehlungen

Sehr vitaminreich, vor allem mit den Vitaminen A, der B-Gruppe, C, D und E versehen, sind Aprikosen, Bananen, Melonen, voll ausgereifte Zitronen, Pampelmusen und Apfelsinen, schwarze Johannisbeeren, Erdbeeren, Kiwis aus Neuseeland;

Karotten, Sauerampfer, Löwenzahn, Rapunzel, Kresse, selbstgezo-
gene Tomaten, Kürbis, Grünkohl, roter Paprika, Petersilie, Avocados, Sellerie, Pfifferlinge, Linsen, weiße Bohnen, frischer Spinat,
Kohl und Kartoffeln (neue Ernte) enthalten viel Vitamine der B-
Gruppe;
Eidotter und Butter liefern Vitamin A;
zu bevorzugen sind außerdem Stutenmilch, Kondensmilch, Sanoghurt (3,5 % Fett); Käsesorten, wie Quark, Hüttenkäse, Parmesan,
Frischkäse (50 % Fett i. Tr.), Mozzarella;
unpolierter Reis, Gerstengraupen, Spaghetti, Corn-flakes, Voll-
kornbrot, Weizenkeime, Maismehl;
Hühnerbrust, Kaninchenfleisch, Rinderlunge, amerikanisches
Corned beef, Kalbfleisch;
Hummer, Heilbutt, Lumb, Krebsfleisch, Kabeljau, Nordseegar-
nele, Sardinen, Lachs;
trockene Bierhefe, unbehandelte Mandeln, Haselnüsse, Walnüsse.

Ergänzende Nährstoffe

Beta-Carotin	25 000 I. E.
oder	
Vitamin A	50 000 bis 100 000 I. E. täglich über
(aus dem Fischleberöl)	einen Zeitraum von einem Monat,
	danach 10 000 bis 25 000 I. E.
Vitamin B_2	5 bis 15 mg
Vitamin B_6	bis zu 50 mg
Niacin	3× täglich 100 mg
	(*nicht* abends!)
Pantothensäure	300 mg
Vitamin C	1000 mg
Vitamin D	Sonnenlicht oder 400 mg/I. E.
Vitamin E (äußerlich)	400 I. E.
mehrfach ungesättigte Fettsäuren	
Calcium	200 bis 500 mg
Kalium	30 mg
Schwefel (von Methionin)	400 mg
Zink	30 bis 100 mg.

Rote Ohren, hochrotes Gesicht

Der typische Fall

Hier ist »der typische Fall« fast immer leicht übergewichtig, hat einen zu hohen Blutdruck, schwitzt leicht nach dem Essen, ist nicht selten leicht erregbar. Dies trifft auf Karin zu, die 42jährige Unternehmerin, deren Leben auf den ersten Blick einen recht gesunden Eindruck vermittelt. Sie betreibt regelmäßig Sport und geht in die Sauna. Die Gesichtsröte fällt besonders beim Essen auf, bei dem sie auch stark schwitzt. Und zunehmend gewinne ich den Eindruck eines hektischen und überdrehten Menschen.

Welche Ursachen kann auffällige Gesichtsröte haben?

Ein rotes bis feuerrotes Gesicht und Schweißperlen auf der Stirn sind die Zeichen einer krankhaft erhöhten Spannung. In den meisten Fällen liegt Bluthochdruck vor. Bei Frauen in den Wechseljahren rufen »Hitzewallungen« manchmal ein feuerrotes Gesicht hervor.

Zur Röte kommen meistens noch Kopfschmerzen, Müdigkeit, Leistungsminderung, Einschränkung der Nierentätigkeit, der Herzleistung und Schädigung des gesamten Nervensystems. Das kann letztlich zum Gehirnschlag und zu Hirnschäden führen – als Folgen eines Sauerstoffmangels im Gehirn.

Menschen mit hochrotem Gesicht haben oft hohe Blutfettwerte in bezug auf Triglyceride und Cholesterin. Die Symptome treten meistens bei Fettleibigkeit auf, bei Frauen mit Hormonstoffwechselstörungen oder bei Frauen, die die »Pille« nehmen und ebenfalls übergewichtig sind. (Diese Fettleibigkeit resultiert in erster Linie aus der Zufuhr von gesättigten Nahrungsfetten, die einen Enzymmangel auslösen und das Blut verstärkt mit Eiweiß und Fett anreichern.)

Allgemeine Tips

Nicht nur eine ausgewogene Ernährung mit qualitativ hochwertigen (naturbelassenen) Nahrungsmitteln, sondern auch deren tägliche Ergänzung durch bestimmte Nährstoffe sowie Sport sind zur Vorbeugung äußerst wichtig, da sie das Kreislaufsystem tätig und im Gleichgewicht halten. Ebenso sollten Sie regelmäßig gezielte Entspannungsübungen in Ihren Tag einbauen. Die chinesische Atemtechnik »Tai-Chi-Chuan« und die Gymnastik »Dayan Quigong« stellen hervorragende Entspannungstechniken dar.

Streß ist ebenfalls ein wichtiger Faktor, der zu dem Symptom beiträgt. Sie gehen zu hart mit sich selbst um. Lebensstil und Ernährungsgewohnheiten bedürfen (leider) einer völligen Änderung. Sie wissen selbst, daß Sie Ihre Mahlzeiten nicht so hastig verzehren sollten. Gönnen Sie sich öfters Ruhe, schleppen Sie Probleme nicht mit sich herum, sondern lösen Sie sie.

Kochsalz, vor allem, wenn Sie es in Gerichten mitkochen, zählt zu den Ursachen für den Bluthochdruck, weil es den Flüssigkeitshaushalt ungünstig beeinflußt. Dies bedeutet zusätzlichen Streß für Herz und Kreislaufsystem.

Erhöhen Sie die Einnahme von Kalium, Calcium und Vitamin D, damit das Salz schneller ausgeschieden wird. Vitamin C unterstützt die wegen des starken Drucks überanstrengten Blutgefäße. Sorgen Sie für ausreichende Flüssigkeitszufuhr.

Ernährungsempfehlungen

Versuchen Sie, Ihre Speisen möglichst ohne Kochsalz zuzubereiten. Vitamin-C-haltige Lebensmittel wie Grünkohl und andere Kohlsorten sollten einen festen Bestandteil der täglichen Ernährung bilden. Exotische Früchte haben wesentlich höhere Vitamin-C-Konzentrationen als Zitrusfrüchte. Quark, Hüttenkäse, Buttermilch und weitere sehr milchsäurehaltige proteinreiche Produkte sind gute Calcium- und Vitamin-D-Spender. Verzichten Sie weitestgehend auf Fleisch und essen Sie verstärkt Tofu*, Gemüse, Obst und vollwertige Getreideprodukte.

Ballaststoffe aus frischem Gemüse, biologisches Sauerteigbrot aus Dinkel, Gerste, Roggen sollten Sie regelmäßig zu sich nehmen, um sich vor den Gefahren eines Schlaganfalls zu schützen. Täglich frischer Knoblauch oder die »Knoblauch-Pille« sind vorteilhaft für Ihren Stoffwechsel.

Hinweis: Süßes Obst ißt man am besten nach anderem Obst, sozusagen als Nachtisch, Melonen allein oder vor anderem Obst.

Die für Sie geeigneten Lebensmittel sind
süßes Obst, wie Bananen, getrocknete und frische Datteln, ungeschwefelte Rosinen, frische Feigen; exotische Früchte, wie frische Ananas, Granatapfel, Kumquat, Kiwi, Mango, Nektarine, Cherimoya, Khaki, Loquat, Maracuja, Papaya, Limone, Mandarine, Tangarine, Orange, Pampelmuse;
alle *kaltgepreßten* Pflanzenöle mit mehrfach ungesättigten Fettsäuren;
Brot aus Dinkel, Gerste, Roggen und gleichwertige Getreideprodukte;
Knoblauch, Fenchelknollen, Grünkohl, Knollensellerie, Radicchio und andere Salate, Kürbis, Löwenzahnblätter, Rapunzel, Kresse, Mangold, rote Paprikafrüchte;
Tofu* (wegen seiner pflanzlichen Proteine); Margarine von *Eden* oder *Vitazell*, Quark, Hüttenkäse, Buttermilch, Dickmilch, Kefir, Sanoghurt.

Ergänzende Nährstoffe
Vitamin-B-Komplex,
vor allem mit
Cholin	500 mg
Inositol	500 mg
Niacin	100 bis 250 mg

D-Gluconsäure-6-[bis-(1-methylethyl)]-aminoessigsäure
(früher »Pangamsäure« oder »Vitamin B_{15}« genannt)
Pantothensäure	250 mg
Vitamin C	1000 bis 3000 mg
Vitamin D	200 mg

Vitamin E	100 bis 600 I. E.
Bioflavonoide	100 bis 300 mg
Calcium	800 mg 3× täglich
Lecithin (von Sojabohnen)	1200 mg
Magnesium	500 mg
Kalium	ab 30 mg
Ginseng.	

Sonnenempfindliche Haut

Der typische Fall

Ein paar Minuten Gartenarbeit reichen bei Marion schon für einen gefährlichen Sonnenbrand. Die 24jährige Friseuse wagt es nicht, einen Urlaub im Süden zu verbringen. Sie setzt ihren Körper nie der Sonne aus, höchstens Arme und Beine, und auch das nur mit mäßigem Erfolg. Der Tip eines Freundes, es doch einmal ganz vorsichtig mit der Sonnenbank zu versuchen, schlug gründlich fehl: Schon nach wenigen Minuten hatte sie an Oberschenkeln und Bauch große rote, heiße Flecken.

Wie kommt es zu Sonnenbrand?

Verbrannte Lippen, glasig-fiebrige Augen, schmerzhafte und jukkende Haut, Wasserblasen, Hitzegefühl, nach etlichen Tagen schließlich sich ablösende Haut, das sind die unschönen, höchst unangenehmen Merkmale eines Sonnenbrands.

Er entsteht durch zuviel ultraviolette Strahlung, die zunächst nur die Hautoberfläche und später die unteren Zellen verbrennt. Welche Dosis den Verbrennungsprozeß verursacht, hängt von vier Kriterien ab:

O vom Menschen selbst,
O vom Ort,
O von der Tageszeit (und Jahreszeit),
O von den Umweltbedingungen.

Bei sonnenempfindlicher Haut oder Sonnenbrand lassen sich drei Abstufungen unterscheiden:

O leichte Hautrötung, leicht ansteigende Körpertemperatur,

O stärkere Rötung, schmerzhafte Wasserblasen,

O erste Zellschädigung und ein Flüssigkeitsverlust, der aus Hautausschlägen und der spröden Haut resultiert. Bakterien haben es nun leicht einzudringen.

Allgemeine Tips

Während der Zeit von zehn Uhr morgens bis vierzehn Uhr nachmittags sollten Sie sich nicht in der Sonne aufhalten, denn während dieser Zeit ist die UV-Strahlung am stärksten. Reflexionen von Wasser, Metall, Sand oder Schnee können die Intensität der Strahlung verdoppeln.

Bei Sonnenbrand lindern Kompressen mit kaltem Wasser; ebensogut sind Milchkompressen oder Quarkkompressen, die Proteine an die Haut abgeben. Außerdem enthält dieses Eiweiß Sauerstoff und Schwefel, die als Stützsubstanz der Haut dienen. Hilfreich ist es, zusätzlich die Vitamine A, C und E einzunehmen.

Ein »Geheimtip«

Schneiden Sie mehrere Vitamin-E-Kapseln durch und drücken Sie den öligen Inhalt auf die Brandstellen. Der Heilungsprozeß verläuft schneller.

Ernährungsempfehlungen

Essen Sie einige Wochen vor einem Sonnenurlaub viel frischen Salat und biologisch angebautes Gemüse. Den Salat richten Sie mit Zitronensaft oder mit Weizenkeimöl und Rotweinessig an. Mindestens dreimal wöchentlich frischen Fisch, wie Lachs, Kabeljau, Heilbutt, Flunder und andere Arten, zu essen, erhöht die Widerstandskraft und versorgt den Organismus mit den Vitaminen A, C, E und wertvollen Aminosäuren und Spurenelementen.

An Ölen verwende man nur kaltgepreßtes Weizenkeimöl, Leinöl, Avocadoöl, Walnußöl, Safloröl, Sonnenblumenöl, Olivenöl;
erlaubt sind außerdem alle Blattsalate, Avocados, Auberginen, Gemüsekürbis, Brokkoli, frischer Spinat, Spargel, Rüben, Petersilie,
Artischocken, junge frische Erbsen, Sojakeimlinge, Mangold, rote
Bete, Sellerie, Senfblätter, Sauerkraut;
Obst, wie Limonen, Zitronen, Orangen, Mandarinen, Aprikosen,
Nektarinen, Pfirsiche, Blaubeeren, Brombeeren, Erdbeeren, Himbeeren, schwarze und rote Johannisbeeren.

Ergänzende Nährstoffe

Vitamin A	10 000 bis 15 000 I. E. pro Tag
Vitamin-B-Komplex	50 bis 100 mg
Vitamin B$_6$	10–50 mg und nach Bedarf
PABA	1000 mg zuzüglich Salbe
Vitamin C	1 bis 4 g, je nach Streßsituation
Vitamin E	400 I. E. pro Tag
Calcium	nach Bedarf
Zink	300 mg.

Trockene Haut

Der typische Fall

Wie wir bisher sahen, hängt sehr vieles, das die Haut betrifft,
unmittelbar mit dem zusammen, was wir essen. Nicht anders ist es
bei der trockenen Haut. Die 45jährige Architektin Lore lebt mit der
Familie ihres Mannes auf einem großen Gut auf dem Lande. Ihre
Schwiegermutter kocht, und zwar, wie Lore genießerisch einräumt,
gut und reichlich. Um einigermaßen ihre Figur zu halten, führt Lore
häufig Diäten durch. Und dieses »Geständnis« verschaffte mir
einen Anhaltspunkt, zeigte mir den Grund für die zunehmende
Hauttrockenheit.

Warum ist die Haut so extrem trocken?

Stellen Sie sich ein Stück Leder von etwa zwei Quadratmetern vor, auf das ständig die Witterung einwirkt: grelle Sonne und Regen, Frost und Wind. Dazu kommen noch Schadstoffe aus der Luft. Diese äußeren Reize belasten die Haut. Für eine gut durchfeuchtete Haut ist der Wassergehalt der Hornschicht wesentlich. Einerseits liefert die Luft Feuchtigkeit, andererseits sorgen die wasserbindenden Feuchtigkeitsfaktoren, wie Fette und fettähnliche Stoffe, sogenannte »Lipide«, dafür. Bei entsprechender Zusammensetzung der Fettkomponenten dieser Lipide speichert die Hornhaut fast immer ausreichend Feuchtigkeit. Lipide gelangen nicht in freier Form in die Haut. Sie werden der Nahrung entnommen.

Menschen, die um jeden Preis schlank sein wollen, leiden oft unter trockener Haut. Dies liegt vor allem an den Diäten, die nicht genügend essentielle Fettsäuren und Nährstoffe bereitstellen. Als Folge davon kann die Haut nicht ausreichend Feuchtigkeit speichern.

An der obersten Hautschicht finden sich abgeschilferte Hornhautschüppchen, Aminosäuren, Milchsäure und Mineralstoffe, die durch Schweiß und vor allem durch Talg gebunden werden. Bei der trockenen Haut fehlt dieser Schutzschicht der wichtige Talganteil. Dies hängt ebenfalls oft eng mit der Nahrung zusammen.

Notwendige Fettsäuren, wie die Linolsäure, sind Bestandteile der Zellwand und sorgen für ihre Stabilität. Darüber hinaus beeinflussen sie den Stoffwechsel der Zellen, vor allem aber regulieren sie den Austausch von Nährstoffen und Flüssigkeit der Zellen und ihrer einzelnen Bestandteile. Fehlen die Fettsäuren, wird die Haut trocken und schuppig und verliert ihre Elastizität. Sie gleicht dann einem welken Blatt – dies läßt manche Menschen vorzeitig alt erscheinen.

Allgemeine Tips

Bedeutsamste Maßnahme gegen vorzeitiges Austrocknen der Haut ist es, den Schutz vor schädigenden Umwelteinflüssen zu erhöhen.

Eine Möglichkeit dazu bietet der Wirkstoffkomplex *Sphingoceryl,* eine andere der Wirkstoff *Tissulan.* Vitamin E stimuliert die Zellneubildung in der Basisschicht. Der Wirkstoff Tissulan regt die Produktion neuer Hornsubstanz mit hohem Gehalt an Keratin an. Die Haut wird also dicker und fester und ist so besser vor dem Eindringen von Reizstoffen und UV-B-Licht geschützt. Zusammen mit Beta-Carotin (25 000 I. E. täglich) und Vitamin E (400 bis 800 I. E. täglich) fördert Tissulan den Eigenschutz der Haut und wirkt darüber hinaus auf natürliche Weise vorbeugend gegen frühzeitige Hautalterung.

Tips für die Pflege von außen

Tragen Sie »hypoallergene« Vitamin-A-Creme und Vitamin-E-Creme* als Tagesschutz und als Nachtcreme die mit kaltgepreßtem Weizenkeimöl, Olivenöl oder Stutenmilch gereinigte Gesichtshaut auf. Aloe-vera-Creme* und Aloe-vera-Lotion* (ein Präparat, das mindestens neunzig Prozent einer Zubereitung von Aloe vera enthalten muß) spenden der Haut ebenfalls Feuchtigkeit. Zusätzliche Fettsäuren nimmt Ihre Haut aus dem Öl der Vitamin-E-Kapseln auf. Das Öl aus der aufgeschnittenen Kapsel ist die beste äußere Kosmetik.

Ernährungsempfehlungen

Von Bedeutung sind die essentiellen Fettsäuren, und zwar aus linolsäurehaltigen Nahrungsmitteln. Wenn Sie einen Teig anrühren, so eignet sich ein *Quark-Öl-Teig** (Rezept in: WIEDEMANN, *Der Gesundheit auf der Spur,* Ariston Verlag) sehr gut zur Verbesserung des Linolsäuregehalts.

An Ölen und Fetten eignen sich kaltgepreßtes Maisöl, Weizenkeimöl, Walnußöl und linolsäurehaltige Halbfettmargarinen mit mehrfach ungesättigten Fettsäuren; erlaubt sind außerdem Kartoffeln, Nudeln;
an Getreiden Gerste, Hafer, Hirse, Dinkel, Roggen;

Bohnen, frische Erbsen, Blattsalate, Chicorée, Endivie, Eskariol,
frische grüne Bohnen, auch milchsaure Bohnen, Kresse, Okra,
Pastinaken, Zucchini;
frische Erdnüsse, Walnüsse;
Milchprodukte, wie Quark, Hüttenkäse, Mozzarella, Schafskäse
und Ziegenkäse;
viel saures Obst, wie Ananas und alle Beeren, Sauerkirschen, Pflaumen; halbsüßes Obst, wie ungespritzte Äpfel und Birnen, frische
Feigen, Mangos, Aprikosen, Khakis, Maracujas, Papayas und Süß-
kirschen.

Ergänzende Nährstoffe

Ein Wirkstoffkomplex, der den natürlichen Hornschichtbestand-
teilen sehr ähnlich ist, heißt *Sphingoceryl*. Neben vielen kompliziert
aufgebauten Substanzen enthält er Lecithin und Cholesterin.

Vitamin A	10 000 I. E.
(aus dem Fischleberöl)	
Vitamin-B-Komplex*	50 mg täglich
mit den Vitaminen B_1, B_2,	
Niacin, Pantothensäure,	
B_6, B_{12} Folsäure und	
D-Gluconsäure-6-[bis-	
(1-methylethyl)]-	
aminoessigsäure	
Vitamin C	ab 2 g bis zur Toleranzgrenze
Schwefel (von Methionin)	je nach Proteinbedarf
Vitamin D	200 bis 400 I. E.
Vitamin E	200 bis 400 I. E.
Lecithin (aus dem Sojaöl)	80 mg
Nachtkerzenöl*	nach Bedarf.

Warzen

Der typische Fall

Bankkaufmann Helmut versuchte das Problem zu verbergen: Er ließ sich einen Bart wachsen. Zu mir kam er erst, als sich plötzlich auch auf der Stirn Warzen bildeten. Dort konnte er sie nicht mehr unter Haaren verstecken. Außerdem erzählt mir der sympathische 32jährige Mann, daß er in der vergangenen Zeit auffallend oft erkältet gewesen sei und kleinere Infektionen gehabt habe. Urlaub zu nehmen, antwortet er auf meine Frage, sei ihm schon lange nicht mehr gelungen. Die charakteristischen Ursachen für Warzen liegen nun für mich offen.

Wie entsteht eine Warze?

Bei Warzen, die in unterschiedlichsten Formen und Größen auftreten können, unterscheiden wir »Alterswarzen« und »gemeine Warzen«.

Die *Alterswarze* erscheint im späten Lebensalter als gelbliches bis schwarzes, scharf abgegrenztes, stark verhorntes, harmloses Hautgebilde. Sie kann überall auf der Haut auftreten, und zwar meist an Fettmantelstellen der Oberhaut. Dort bildet sich durch vermehrte Talgabsonderung übermäßig viel Hautfett; die starke Fettabsonderung kann erblich bedingt sein.

Die *gemeine Warze* ist eine infektiöse Hautgeschwulst und tritt als gut abgegrenzter, stecknadelkopfgroßer bis erbsengroßer grauer Hautauswuchs mit harter warzenförmiger Hornbildung – meist an vielen Stellen – und mit zerklüfteter Oberfläche auf. Außer auf Handrücken und Fußsohlen wachsen Warzen sogar am Kopf und in der Bartgegend.

Diese Warze ist allgemein eine rundliche, mehr oder minder übermäßige Verdickung der Hornschicht der Haut. Sie entwickelt sich aufgrund meist gutartiger Absonderungen der Haut und von Schleim. Sie besteht aus gefäßhaltigem Bindegewebe und ist eine von der obersten Zellschicht der Haut bekleidete Ausstülpung, die durch ein Virus hervorgerufen wird. Von der Ansteckung bis zum

Ausbruch können Wochen bis Monate vergehen. Anstecken kann man sich selbst beim Kratzen, daher tritt selten eine Warze allein auf.

Allgemeine Tips

Warzen brechen erst dann aus, wenn die körpereigene Abwehr geschwächt ist. Sind Sie oft erkältet, sollten Sie nicht nur eine hohe Dosis an Vitamin C, sondern außerdem Vitamin A einnehmen und zusätzlich äußerlich so lange Vitamin-A-Öl auf die Warze auftragen, bis sie verschwunden ist. Vitamin-E-Kapseln und Vitamin-E-Öl, auf die betroffene Stelle aufgetragen, beschleunigen das Zurückgehen der Warzen.

Ernährungsempfehlungen

Warzen gar nicht erst entstehen zu lassen, dazu trägt eine gute, vollwertige Ernährung vorbeugend bei. Sie soll reich an den Vitaminen A, C und E sein – frischer Fisch deckt diesen Bedarf. Gewöhnen Sie sich also daran, mehr Fisch zu essen, den Sie sehr gut zusammen mit viel knackigem Gemüse, vor allem Kohl und Knollengemüse, oder Salaten servieren können.

Gönnen Sie sich, so oft Sie mögen, eine Kur mit Stutenmilch*.

Das Frühstück sollte mit Obst – von Ananas bis Apfel und Papaya, von Blaubeeren bis Stachelbeeren – auf nüchternen Magen beginnen.

Frischfisch, wie Lachs, Forelle, Hecht oder Flunder, Goldbarsch, Heilbutt, Austern, Garnelen bieten sich für die Hauptmahlzeit an, dazu
alle Sorten Kohl und Knollengemüse;
Blattsalate, Brokkoli, Kohlrabi, Kresse, Petersilie, Rüben, Zucchini als Salate;
Milchprodukte aus Stutenmilch, Schafsmilch und Ziegenmilch, Dickmilch, Quark, Hüttenkäse, Buttermilch von Kuhmilch.

Ergänzende Nährstoffe

Vitamin A	25 000 I. E. bis 50 000 I. E. täglich, zusätzlich als äußerliche Anwendung
Vitamin E	500 I. E. täglich, zusätzlich als äußerliche Anwendung
Vitamin C	4 g bis zur Toleranzgrenze
Zinkaspartat	18 Tabletten täglich lutschen
Bromelain	bei stark herabgesetzter Körperabwehr
Magnesium	bis 800 mg/Tag (auf ärztliche Anordnung und Rezept).

Drittes Kapitel
Augenbereich

Kein *Auge* gleicht dem anderen, aber alle Augen sind leistungsfähige und empfindliche Organe. Sie beherbergen 130 bis 150 Millionen Empfänger für Lichtreize und funktionieren nach demselben Prinzip wie eine Fotolinse: Von außen trifft das Licht auf den runden Augapfel auf und fällt durch die transparente Hornhaut auf die Netzhaut, die das Bild aufnimmt. Den Grad des Lichteinfalls reguliert die Iris.

Die Gesundheit und Funktionsfähigkeit unserer Augen beruht auf einem ausgeglichenen Vitamin-A-Spiegel. Schon der geringste Vitamin-A-Mangel kann die Augen schnell ermüden lassen. Sie werden lichtempfindlich, die Augenlider trocknen aus und sind infektionsanfällig.

Gesunde *Wimpern* mit ihren 150 bis 200 Härchen in den vorderen Lidkanten sollen den Augen Schutz bieten – etwa vor Fremdkörpern, die das Auge reizen können, Staub, Rußteilchen und kleinen Insekten. Die Wimpern schirmen das Auge gegen zu starken Lichteinfall und Sonne ab. Denn bei zu intensiver Helligkeit verbraucht es zuviel Vitamin A. Dann wird es empfindlicher, die Augenlider werden trocken und beginnen zu jucken. Als Folge fallen die Wimpern, die ohnedies eine begrenzte Lebensdauer von etwa fünf bis sechs Wochen haben, schneller aus und verringern so den natürlichen Schutz der Augen.

Zu kurze, dünne Wimpern verleiten zu ständigem Blinzeln, weil das Auge sich bemüht, die Pupille zusammenzuziehen. Dies ist eine Ursache der gefürchteten »Krähenfüße«.

Wenn Wimpern ausfallen, ist das im allgemeinen noch kein Unglück, denn sie haben, wie gesagt, eine begrenzte Lebensdauer.

Besorgt sein müssen Sie erst, wenn Sie auffallende Lücken in der Bewimperung feststellen, die meist mit anderen Haar- und Hautproblemen zusammenhängen. Die allgemeinen Ernährungstips in Kapitel 1 und 2 (»Haare und Kopfhaut« und »Gesichtshaut und Körperhaut«) gelten auch für gesunde, kräftige Wimpern – vorausgesetzt, daß keine ernsthaften Krankheiten vorliegen.

Blinzeln wegen zu kurzer, dünner Wimpern oder Fehlsichtigkeit, aber auch wegen zuwenig Flüssigkeit im Unterhautgewebe und der oberen Hautschicht, kann zu Fältchen, Runzeln und Ringen unter den Augen führen. Meist besteht ein Zusammenhang mit der Tätigkeit verschiedener Drüsen, vor allem der Thymusdrüse, Schilddrüse und Nebennierenrinde.

Bilden sich – auch aufgrund organischer Fehlfunktionen – hingegen Schwellungen durch Wasseransammlungen im Gewebe (Ödeme), zeigen sie sich meist ebenfalls an der Augenpartie, die *Lid*haut schwillt an. Eine solche Beeinträchtigung des guten Aussehens läßt auf eine Organstörung schließen, die man meist schon mit der Umstellung des Speisezettels zu beheben vermag.

An dem Zustand der oberen Augenlider können Sie Ihre nervlichen und Kraftreserven erkennen. Sind die Lider sehr dünn, blaß und durchscheinend, so leiden Sie wahrscheinlich an einem Kräftemangel, der sich in Müdigkeit und Abgeschlagenheit äußert. Wahrscheinlich fehlen Ihnen Vitamin C, der Vitamin-B-Komplex und der Mineralstoff Magnesium.

Tips für die Pflege von außen

Ein bewährter Tip für die Wimpernpflege ist das tägliche Bürsten mit Rizinusöl. Beachten Sie dabei bitte die Richtung: Man bürstet von oben nach unten, nicht umgekehrt, weil sonst die feinen Haarteile brechen. Das tägliche Bürsten ist vor allem ratsam, wenn man die Wimpern tuscht und die Augenlider schminkt. Dekorative Kosmetik kann die zarten Härchen sehr leicht austrocknen. Das Öl führt wieder Fett zu und erhält sie geschmeidig.

Für die empfindliche, zur Trockenheit neigende untere Augenpartie hat sich zur äußerlichen Anwendung Vitamin E sehr bewährt: Schneiden Sie eine Vitamin-E-Kapsel auf und verstreichen Sie den Inhalt vorsichtig – das heißt so, daß nichts davon ins das Auge gelangt – auf die Haut unterhalb der Augen.

Blutunterlaufene Augen

Der typische Fall

Ernst ist ein in sich gekehrter, etwas scheuer Mann. Als 50jähriger Arzt hat er natürlich viel Erfahrung mit Krankheiten, und was immer ihm fehlt, behandelt er selbst. Bei seinen Augen weiß er allerdings keinen Rat. Einen Grund für die blutunterlaufenen Augen (also geplatzten Äderchen im Augapfel), die er jeden Morgen im Spiegel beobachtet, kann er nennen: Er trinke nicht gerade wenig Alkohol. Eine gewisse Belastung der Leber schließt er nicht aus. An seiner Ernährung jedenfalls kann es nicht liegen, Ernst ernährt sich mit Vollwertkost. Aber Alkohol ist ein gefährlicher Vitaminräuber ...

Mögliche Ursachen

Der Austritt von Blut aus seiner Gefäßbahn in die weiße Fläche des Augapfels ist Folge einer erhöhten Gefäßdurchlässigkeit. Sie kann auf einen Mangel an Niacin und den Vitaminen A und C sowie Citrin zurückzuführen sein.

Andere Faktoren, die manchmal dazu beitragen, sind Zahnfleischentzündungen oder Zahnschmerzen und sogar die Antibabypille. Bekanntlich hat sie Nebenwirkungen, zu denen die Bildung von Bluttropfen oder Blutflecken im Augapfel ebenfalls zählt. Um die Augen leuchtend und klar zu erhalten, sind insbesondere die Vitamine A, des B-Komplexes, C und E sowie Proteine notwendig.

Ein Mangel an Vitaminen der B-Gruppe äußert sich im schlimmsten Fall in einer Augenmuskellähmung. Dann brennen und jucken die Augen und werden äußerst lichtempfindlich. Desgleichen tritt, wie beschrieben, das Blut aus seiner Bahn und gelangt in die Augenhöhle. (Eine weitere Folge eines Vitamin-B-Mangels kann ein ständiger Tränenfluß sein.)

Wenn Sie zu roten, blutunterlaufenen Augen neigen, sollten Sie Ihren Speisezettel so zusammenstellen, daß Sie dem Körper stets genügend Vitamin C, Rutin, Vitamin B_2, Niacin und Vitamin E zuführen.

Ernährungsempfehlungen

Essen Sie täglich unbehandelte Nüsse, unter anderem Haselnüsse, Pekannüsse und Mandeln. Wenn Sie Pizza oder einen Kuchenboden selbst zubereiten, so verwenden Sie einen *Quark-Öl-Teig*.

Vollkorngetreide, besonders Gerste, Hafer, Dinkel (Brot) und ungezuckertes Müsli aus biologisch angebautem Getreide gehören ebenfalls auf den täglichen Speiseplan, ebenso frisches Knollengemüse und Wurzelgemüse, Sellerie, Kohlrabi, Kohlrüben, Kohl (alle Sorten).

In Ihr zuckerfreies Müsli, das aus Kokosnüssen, frischen Walnüssen, Haselnüssen, Mandeln sowie Sonnenblumenkernen, Sesam und Kürbiskernen, Leinsamen und vielleicht auch Eßkastanien besteht, geben Sie zusätzlich Aprikosenschnitze, Melonen- und Erdbeerstücke. Mit Schwedenmilch* angerührt, erhalten Sie zugleich die notwendigen Proteine, die den gesamten Stoffwechsel in Gang bringen.

Zur Verbesserung Ihres Elektrolythaushalts sind unbehandelte Bananen ideal, denn sie haben reichlich Kalium und Magnesium.

Ergänzende Nährstoffe

Vitamin A   täglich 25 000 I. E.
Vitamin-B-Komplex,
enthaltend oder zusätzlich
Vitamin B_2 täglich bis zu 150 mg
Niacin   täglich bis zu 500 mg
Citrin
Rutin (oft in einem guten Vitamin-C-Produkt enthalten)
Vitamin C   täglich bis zu 4 g und mehr

Vitamin E	täglich bis zu 1200 I.E.
Elektrolyte	à 500 mg täglich
	(Zink, Magnesium,
	Calcium, Kalium)
Chrom GTF à 45 µg	3× täglich 1 Tablette.

Gerötete, entzündete Augenlider

Der typische Fall

Als Fotomodell hat Ina einen Beruf, der die Augen sehr anstrengt. Denn täglich verbringt sie zwölf Stunden im Studio unter grellem Scheinwerferlicht, dazu muß sie ihre Augen immer stark schminken. Seit einiger Zeit hat sie abends Beschwerden: Die Augen werden rot, brennen und jucken. Unwillkürlich reibt Ina ständig mit den Händen an den Augen, um den Juckreiz zu mildern. Das verschlimmert die Situation aber noch.

Warum röten Augen und Augenlider sich?

Die Augenrötung rührt meist von einer Bindehautentzündung her. Rote Augen können eine Erkältung oder Infektion ankündigen, aber auch Zeichen einer Hornhautentzündung oder einer anderen ernsten Augenerkrankung sein. Oft drückt sich auch eine allergische Reaktion, etwa auf ein neues Schminkpräparat, in geröteten Augen aus.

Sind die Wimpern am Lidrand verklebt, ist dieser Rand häufig entzündet. Bilden sich dort kleine verhornte Hautschüppchen, liegt möglicherweise eine Fehlfunktion des Dickdarms vor. Das bedeutet, daß sich im Darm Bakterien angesiedelt oder übermäßig vermehrt haben, die Darmstoffwechsel und Verdauung stören.

Pilze und Bakterien, die der Hornhaut des Auges in kurzer Zeit sehr schaden, entwickeln sich in Lidschatten und anderen dekorativen Augenkosmetika sehr schnell, wenn die Behälter geöffnet sind und längere Zeit offen bleiben.

Eine andere Ursache für das Entstehen geröteter Augen kann die Gürtelrose sein. Diese akute Hautkrankheit befällt meist nur eine Region des Körpers, zum Beispiel den Spinalnerv des Auges. In diesem Fall entwickelt sich auf den roten Augen ein bläschenförmiger Ausschlag. Ursache der Gürtelrose ist meist der Rückfall einer Windpockeninfektion aus der Kindheit aufgrund eines Mangels an Vitamin C und Vitaminen der B-Gruppe. Erste Anzeichen sind in Schüben auftretender Nervenschmerz des betroffenen Auges (Neuralgie). Die Erkrankung kann auch Fieber, Appetitlosigkeit, Schmerzen und Brennen der Augen hervorrufen. Sie beginnt mit heftigen, halbseitigen Kopfschmerzen und geschwollenen Augenlidern. Nach etwa einer Woche tritt der Bläschenausschlag hinzu, und im ungünstigsten Falle kann sich der Augendruck erhöhen. Bei diesem Krankheitsbild bedarf es sofort eines orthomolekular-medizinisch fachkundigen Arztes.

Tips für die Pflege von außen

Lassen Sie ein paar Tage lang jegliche dekorative Kosmetik weg, wechseln Sie dann das Präparat und besorgen Sie sich Wimperntusche aus dem Reformhaus. Verwenden Sie am besten Make-up mit einer Zubereitung aus *Aloe vera* – ebenfalls aus dem Reformhaus – und gönnen Sie Ihren Augen regelmäßige Augenbäder. Beruhigen Sie die Lider mit Umschlägen aus Vitamin-E-Öl.

Ernährungsempfehlungen

Lebensmitteln, die reich an Vitaminen der B-Gruppe und an Vitamin C sind, gilt der Vorzug. Das sind vor allem unbehandelte Nüsse, Kohl, Blattgemüse und Wurzelgemüse, Paprika, Brot aus Dinkel, Gerste oder Hafer (das geschrotete Getreide sollte aus biologischem Anbau stammen, das Brot mit Sauerteig gebacken sein).

Butter können Sie bedenkenlos auf das Brot streichen: Sie spendet besonders viel Vitamin A beziehungsweise das Provitamin A

(Beta-Carotin). Hammelfleisch ist reich an Vitaminen der B-Gruppe, und Meeresfrüchte liefern die Vitamine D, E und F.

Ergänzende Nährstoffe

Bedeutsam sind die Vitamine der B-Gruppe, die die Nerven versorgen. Falls Sie an einer Gürtelrose leiden, wird Ihr Arzt Ihnen intramuskuläre Injektionen von Thiaminhydrochlorid und Vitamin B_{12} verabreichen. Die Vitamine A und C unterstützen den Heilungsprozeß der beschädigten Haut. Calcium und Magnesium sind wichtig für die Übertragung von Nervenimpulsen und zum Schutz der empfindlichen Augennerven.

Vitamin A	in schwierigen Fällen bis zu 10 000 I. E. täglich
Vitamin-B-Komplex, vor allem mit	
Vitamin B_1	200 bis 300 mg
Vitamin B_6	bis zu 150 mg
Vitamin B_{12}	500 µg, die Ihnen der Arzt injiziert
Vitamin C	bis zu 4 g, ebenfalls per Injektion oder Infusion
Calcium und Magnesium	jeweils 500 mg täglich

Colibakterien (= lebende Kulturen für eine natürliche Darmflora).

Gerstenkorn

Der typische Fall

Rita ist eine sportliche Frau, die schon einige Auszeichnungen für ihren Leichtathletikklub erringen konnte. Sie ernährt sich, wie sie meint, sehr bewußt und kalorienarm. Mageres Fleisch als Tatar, Salate und Geflügel bilden oft ihre Hauptmahlzeit.

Dies bietet, zusammen mit viel Bewegung an der frischen Luft, eigentlich gute Voraussetzungen, um kerngesund zu sein. Doch auch Rita hat ein Problem, das mit der Ernährung zusammenhängt: Immer wieder auftretende Gerstenkörner an den Augenlidern jucken heftig und beeinträchtigen sie bei ihren sportlichen Übungen sehr.

Wodurch entstehen Gerstenkörner?

Salmonellen zählen zu den Risikofaktoren unserer Ernährung.
Nicht einwandfreie Lebensmittel oder falscher Umgang mit leicht
verderblicher Ware rufen Infektionen durch Staphylokokken oder
Streptokokken hervor. Hygiene im Haushalt und das Wissen, wie
man mit Tiefgekühltem, Geflügel, Gehacktem und Fertigsalaten
umgeht, sind der beste Schutz vor Unannehmlichkeiten.
Wenn Sie häufig tiefgekühltes Geflügel zubereiten, ohne an eine
ausreichende Nährstoffversorgung mit frischem Gemüse und Salat
zu denken, werden Sie für Gerstenkörner leicht empfänglich. Das
juckende Gebilde entsteht durch eine plötzlich auftretende Bakte-
rieninfektion der Liddrüsen. Die Drüsen füllen sich mit Eiter und
treten über die Schweißdrüsenausgänge nach außen.

Ernährungsempfehlungen

Grundsätzlich ist gegen Geflügel und rohes Rindergehacktes nichts
einzuwenden. Vorsicht ist erst dann geboten, wenn Sie das Fleisch
eingefroren oder bereits tiefgefroren im Supermarkt gekauft haben.
Frisches Fleisch, vor allem Geflügel (alle Sorten), muß am selben
Tag verbraucht werden. Je länger die Lagerhaltung, desto vorteil-
hafter ist es für die Parasiten.
Ihre Nahrung sollte reichlich mit den Vitaminen B_2, B_6, Pantothensäure und vor allem Vitamin C versehen und proteinreich sein.
Die benötigten Proteine beziehungsweise Proteinbausteine sind
L-Carnitin, L-Arginin und L-Methionin. Magnesium, Calcium, Kalium und Molybdän sollen das Immunsystem stabilisieren. Diese
Nährstoffe finden Sie in
unbehandeltem, biologisch angebautem Gemüse (Blattgemüse,
Knollengemüse, Wurzelgemüse und Kohl, auch in Sauerkraut);
allen Meeresfischen (bitte frisch und nicht tiefgefroren);
sauren Milchprodukten, wie Sanoghurt*, Schwedenmilch*, Sauermilch*.
Beginnen Sie den Tag mit einer Portion frisch eingelegtem Sauerkraut (auf nüchternem Magen). Nach dem Frühstück, das in der

Hauptsache aus Beeren, wie schwarzen Johannisbeeren, Erdbeeren, Himbeeren, Blaubeeren sowie Kiwis und Nüssen, wie Haselnüssen, Walnüssen (alles ohne Zucker!) und Mandeln besteht, trinken Sie Kräutertee und ergänzen Ihr Frühstück durch Einnehmen eines Vitamin-B-Komplexes*.

Ergänzende Nährstoffe

Vitamin B_2	10–30 mg
Vitamin B_6	bis zu 150 mg täglich
Pantothensäure	250 mg täglich
Vitamin C	bis zu 8 g täglich
L-Carnitin	250–500 mg
L-Arginin	nach Vorschrift (Arzt)
Mangan	nach Bedarf
L-Methionin	nach Vorschrift (Arzt).

Geschwollene Augenlider

Der typische Fall

Dieses häufige Leiden hat meist ziemlich offenkundige Ursachen. Bei der 25jährigen Verkäuferin Monika, die über allmorgendlich dick verquollene Augenlider klagt, verwundert es nicht, wie wir sehen werden.

Wer hat geschwollene Augenlider?

Betrachten Sie Ihre Mitmenschen einmal genauer: Jene mit dick geschwollenen Augenlidern, besonders am frühen Morgen, sieht man meistens, wie Monika, mit einer Zigarette in der Hand. Manchmal sind sie etwas beleibt, oder, um es direkt zu sagen, an Bauch, Hüften und Oberschenkel hat sich eine Fettschicht gebildet. Auch der Alkohol ist beteiligt, ebenso viel Kaffee und zuwenig Schlaf.

Die Verteilung der Schwellung läßt Rückschlüsse auf Organschäden zu. Viele kleine Fältchen am äußeren linken Augenrand zeigen eine Milzbelastung an. Befinden sich die Schwellungen an den unteren Augenlidern, liegt eine Nierenschwäche vor. Dehnt die Schwellung sich weiter als etwa einen Zentimeter nach unten aus, so ist die Blase mit betroffen. Sind nur die oberen Augenlider angeschwollen, sollte die Herz-Kreislauf-Funktion einer Prüfung unterzogen werden.

Tips für die Pflege von außen

Wenn die geschwollenen Lider hauptsächlich nach zuwenig Nachtruhe, ausgiebigen Alkohol- und Nikotinzuspruch am Abend vorher auftreten, kann man es zunächst mit einer sanften Klopfmassage versuchen, oder lassen Sie im Fachinstitut eine Lymphdrainage vornehmen.

Müde und geschwollene Lider brauchen Erfrischung: Tränken Sie zwei Wattebäuschchen mit einer Augenlotion oder mit Vitamin-E-Öl und lassen Sie die Kompressen 10 bis 15 Minuten auf den Augenlidern wirken. *Achtung:* Keine Kamillenauflagen anwenden! Durch das Aufbrühen und Abgießen des Tees aus getrockneten Blüten geraten Reizstoffe und Staubpartikel in den Extrakt. Das aber quält ohnehin schon müde Augen zusätzlich und kann im Extremfall zu allergischen Reaktionen führen.

Die genannten (momentanen) Linderungshilfen beziehen sich allerdings nur auf das Symptom, die Ursache beseitigen sie nicht. Sind die geschwollenen Augenlider Ausdruck einer Organschwäche oder Erkrankung, ist ärztliche Behandlung nötig. Im anderen Fall ist ohne Änderung der Ernährungs- und Lebensgewohnheiten keine dauerhafte Lösung möglich.

Ernährungsempfehlungen

Verbannen Sie Kochsalz aus Ihrer Küche. Greifen Sie lieber zu Kräutersalz* oder zu natriumarmem Jodsalz. Zuviel Kochsalz in der Nahrung verursacht einen Salzstau und dadurch eine Flüssigkeitsansammlung.

Essen Sie morgens nüchtern Sauerkraut und trinken Sie danach eine Kanne Kräutertee (den Tee bitte *nicht* mit Leitungswasser zubereiten; geeignetes Wasser siehe Anhang).

Am Vormittag ist der Verzehr von Beeren und Früchten in jeder Menge günstig, mittags ein frischer Salat oder Meeresfrüchte und ungeschälter Reis. Als Zwischenmahlzeit ist ein Aprikosendicksaft erlaubt, abends stehen mineralhaltige Speisen auf dem Küchenzettel, etwa ein Teller mit knackigen, frischen Kohlgemüsen.

Zwischen den Mahlzeiten sei nicht vergessen, Kräutertee zu trinken. Täglich ein Becher Joghurt mit über neunzig Prozent rechtsdrehender Milchsäure fördert die Darmaktivität.

An Fleisch sind frisches Geflügel *(nicht tiefgefroren)*, vor allem Gans, Hühnerbrust und Hühnerleber, Rindfleisch (vom Bug), Pferdefleisch, Hammelkeule erlaubt.

Unter den Fischen ist lediglich der Lachs reich an Vitamin B_6.

Aus Weizenkeimen, Weizenkleie, Hafer, Hirse, unpoliertem Reis, Gerste (ganzem Korn) und Linsen lassen sich schmackhafte Zubereitungen zaubern.

Selbstbereitete Semmelknödel und frisch gegrillte Maiskolben sind eine Delikatesse und genau richtig bei geschwollenen Augen.

Unter den Nüssen bevorzugen Sie Walnüsse und Haselnüsse.

Von den Gemüsen hat Grünkohl die meisten Vitamine, es folgen Porree, Zwiebel, Wurzelgemüse und alle Kohlgemüse.

Obst: Guave, Cashewäpfel, schwarze Johannisbeeren und Paprikafrüchte.

Als Eiweißlieferanten sind pflanzliche Proteine, etwa aus Tofu*, am besten.

Ergänzende Nährstoffe

Nehmen Sie täglich mindestens 150 mg Vitamin B_6, das die Schwellung verringern kann. Wichtig sind vor allem auch

Vitamin B_1	bis zu 30 mg
Pantothensäure	250 mg täglich
Vitamin C	2000 bis 5000 mg täglich
Vitamin D	400 I.E.
Vitamin E	400 bis 800 I. E. täglich.

Krähenfüße

Der typische Fall

Die attraktive Endvierzigerin Heike ist mit ihrem Aussehen eigentlich zufrieden, nur findet sie, daß sie viel zu ausgeprägte »Krähenfüße« hat. Da sie hörte, man könne mit Vitaminen dagegen vorgehen, hat sie sich in meiner Praxis angemeldet. Ich sehe, daß sie
extrem kurze Wimpern hat, die sie durch starkes Tuschen optisch
geschickt verlängert.

Wie entstehen Krähenfüße?

Oft sind sie Folge mangelnder Sehfähigkeit. Bei Heike erkannte
man erst im Alter von etwa zwanzig Jahren, daß ihre Sehschärfe
unter der Norm lag. Sie arbeitete damals als technische Zeichnerin
und war auf gutes Sehvermögen angewiesen. Warum wurde ihre
Sehschwäche erst so spät entdeckt? Kinder merken meist nicht, daß
mit ihren Augen etwas nicht in Ordnung ist, weil sie nie anders als
eben verschwommen oder ungenau gesehen haben.

Dichte, gesunde Wimpern verhindern das Blinzeln. Durch das
Zusammenziehen der Haut um die Augen entstehen sonst Falten,
die immer tiefer werden.

Mit entscheidend für das straffe Aussehen der gesamten Haut
sind das Unterhautfettgewebe und sein Flüssigkeitsgehalt. Ein ausgeglichener Wasser- und Elektrolythaushalt läßt die Haut prall und
elastisch erscheinen. Die strahlenförmigen Falten, Runzelbildung,
auch Ringe unter den Augen, können Folgen eines Flüssigkeitsver-
lustes der Unterhaut und der oberen Hautschichten sein. Ebenso
besteht ein Zusammenhang mit der Tätigkeit verschiedener Drüsen,
vor allem der Thymusdrüse, der Schilddrüse und der Nebenniere.
An der fettarmen Lidhaut und ihrer Umgebung werden Krähenfüße zuerst bemerkbar.

Allgemeine Tips

Wenn Sie mehr für Ihre Augen und gegen Krähenfüße und Fältchen tun wollen, so sollten Sie der Versuchung widerstehen, eine sogenannte Augennährcreme oder Regenerationscreme zu erwerben. Denken Sie daran, daß die Haut sich nur bedingt von außen ernähren läßt.

Hilfreich sind hingegen Vitamine. So kann das Vitamin E in Kombination mit den Vitaminen A und/oder C selbst manche Augenprobleme beseitigen, die nicht unmittelbar mit einem Vitaminmangel zusammenhängen. Zum Beispiel sind bei schwacher Augenmuskulatur, bei querstehenden Augen, verschwommener Sicht und Doppeltsehen diese und die Vitamine des B-Komplexes wertvoll. Bei Kurzsichtigkeit und mangelnder Sehschärfe, die zum Blinzeln verleiten, also Krähenfüße verursachen können, ist eine proteinreiche Ernährung notwendig, die auch der Gesunderhaltung der Augenlinse dient.

Tips für die Pflege von außen

Vielleicht ist eine äußerliche »Reparatur« durch Liposome denkbar. Denn diese wasserlöslichen Molekülaggregate, Bläschen vergleichbar, können in tiefere Hautschichten eindringen.

Tragen Sie den Inhalt einer aufgeschnittenen Liposomenkapsel* um die Augen herum auf, geben Sie darauf Vitamin-E-Öl aus einer Kapsel* mit 400 I. E. (Internationale Einheiten). Der Inhalt einer Kapsel* mit Nachtkerzenöl läßt sich zusätzlich als Auflage über der Liposomenschicht verwenden.

Ernährungsempfehlungen

Sie benötigen hauptsächlich fettlösliche Vitamine und Proteine, wie eine fischreiche Ernährung mit viel Gemüse sie gewährleistet.

Proteinreich sind Muscheln, Austern, frischer Hering und sämtliche frischen Meeresfrüchte. Alle übrigen nachfolgend angeführten

Lebensmittel liefern teilweise ebenfalls Proteine, vor allem aber wertvolle Vitamine.

Milchprodukte: Quark, Hüttenkäse, Buttermilch und Dickmilch.

Gemüse: Grünkohl und Endivie, roher Rosenkohl, frischer Knoblauch, Weißkohl, Gartenbohne, Prinzeßbohne, Zuchtchampignons, Zuckermais, Zwiebel, Wirsingkohl, Spinat (roh), Rotkohl und Tomaten aus eigener Züchtung (Garten oder Balkon); Avocado (roh), Bambussprossen.

Obst: Weintrauben, frische Ananas, Hagebutten, Acerolakirsche, Banane, Natalpflaume, frische Feigen, Brotfrucht und getrocknete Datteln, Granatapfel, Guave, Baumstachelbeere sind hervorragende Fitmacher für den Vormittag. Ziehen Sie Mandarinen den Orangen vor, weil sie gehaltvoller sind.

Nüsse: Frische Pekannüsse, süße Mandeln, *frische* Erdnüsse und auf jeden Fall Haselnüsse sind reichlich mit den fettlöslichen Vitaminen und mit Selen versehen. Das gleiche gilt für süße Mandeln. Nüsse können Sie entweder mit Früchten zusammen, als dekorative Beigabe zu Ihrem Salat oder zwischen den Mahlzeiten verzehren.

Ergänzende Nährstoffe

Vitamin A	bis zu 10 000 I. E.
Vitamin E	200 bis 400 I. E.
Vitamin C	2 bis 6 g täglich
Vitamin-B-Komplex mit	
Folsäure	400 µg
Vitamin B_1	50 mg
Vitamin B_6	50 mg
Selen	100 µg
Zink	40 bis 80 mg.

Schatten unter den Augen (Augenringe)

Der typische Fall

Sehr gesund wirkt die 14jährige Schülerin nicht auf mich. Christina ist etwas pummelig, still und blaß und hat tiefe Schatten unter den Augen. Das ist der Grund, weshalb ihr Vater mit ihr zu mir kommt. Sieht das Kind schon nicht sehr gesund aus, so ist es um seine Ernährung noch schlechter bestellt: Schokolade, Kekse, Lakritze und ähnliches ißt sie bevorzugt. So dick sei sie allerdings erst während der vergangenen zwei Jahre geworden. Christinas Gesamtzustand läßt ebenfalls Rückschlüsse auf die Ursache für ihre Augenringe zu.

Wie kommt es zu Schatten unter den Augen?

Augenringe deuten nicht unbedingt auf eine Erkrankung hin. Sie können auf einem stark gestörten Elektrolythaushalt beruhen – sofern sie nicht die Folge durchfeierter Nächte mit zuviel Alkohol und Nikotin sind. Die Art der Verfärbungen um das Auge gibt jedoch diagnostische Hinweise.

Bräunliche Augenringe weisen auf eine unzureichende Leberfunktion hin. Das heißt, die Leber geht ihrer regelmäßigen Entgiftungsarbeit nicht mehr nach, die Giftstoffe bleiben im Körper. Der bräunliche Hof um die Augen tritt oft zusammen mit bräunlichen Talgabsonderungen auf. Diese Absonderungen sind ein sicheres Zeichen für einen überhöhten Cholesterinspiegel, der mit einem Mangel an Niacin einhergeht. Dadurch steigt auch die Gefahr einer Verkalkung der Gefäße. Cholesterin nehmen wir mit der Nahrung auf, vor allem aus Fetten, oder der Körper erzeugt es selbst. Je fettreicher und eiweißhaltiger unsere Nahrung ist, desto stärker entwickelt sich eine Arterienverkalkung. Das »Niacin« (auch »Nicotinsäure« genannt) vermag diese Wirkung zu verringern und trägt so zum Schutz vor der Arterienverkalkung (Arteriosklerose) bei.

Sind die Augenringe von bläulicher Farbe, können sie eine Anämie (»Blutarmut«) anzeigen. Die Anämie äußert sich in einer

Verminderung der roten Blutkörperchen, dadurch bedingt ist auch die Zufuhr von Mineralien und Spurenelementen, wie Eisen und Chrom, von Eiweiß und Vitaminen eingeschränkt. Meist entsteht Anämie als Folge unzureichender Nahrungszusammensetzung, die eine Störung der Blutbildung auslöst.

Kleine Kinder haben oft etwas eingesunkene dunkelbläuliche Augenringe – bei ihnen weist dies allgemein auf Wurmbefall hin.

Eisen, Proteine, Kupfer, Folsäure, die Vitamine B_6, B_{12} und C sind zur Bildung der roten Blutzellen notwendig. Ein Mangel an nur einem dieser Nährstoffe kann zu den eben geschilderten Symptomen führen.

Vegetarier haben oft dunkle, schattige Augenränder und wirken blaß und fahl. Sie leiden an einem Vitamin-B_{12}-Mangel, der nur über die Einnahme von tierischem Eiweiß zu beheben ist. Dafür haben Vegetarier hohe Folsäurewerte im Blut, die den Vitamin-B_{12}-Mangel verschleiern.

Ernährungsempfehlungen

Ernährungsbedingter Eisenmangel beruht vor allem auf dem Genuß von vielen Süßigkeiten und Kuchen und zuwenig Lammfleisch oder Rindfleisch, Obst und Gemüse. Vitamin C kann zu einer besseren Aufnahme von Eisen verhelfen, und Vitamin E trägt zu einer Vermehrung der roten Blutkörperchen bei.

Essen Sie viel frisches Obst, Gemüse, Auberginen, Avocado, Blattsalate, Brokkoli, Chichorée, ebenso Endivie, Fenchel, Gemüsekürbis, grüne Bohnen, Grünkohl, Kohlrabi, Kohlrüben, Kresse, Okra, Paprika, Petersilie und Zucchini, die Sie roh verzehren sollten.

Fleisch: Lammfleisch, Schaffleisch, Rindfleisch (Tatar oder Gehacktes sind ohne Nährwerte, sie enthalten reichlich Wasser und Proteine).

Milchprodukte: Joghurt, Quark, Hüttenkäse, Mozzarella, Samenbutter und Nußbutter, Dickmilch, Sauermilch, Schwedenmilch*.

Frischfisch: Lachs, Rotbarsch, Heilbutt. Fisch ist nicht nur ein Proteinspender, sondern ebenfalls ein hochwertiger Elektrolytlieferant und Förderer der fettlöslichen Vitamine A, D, E und F.

Ergänzende Nährstoffe

Vitamin-B_{12}-Injektionen zusammen mit einer hoch nährstoffreichen Ernährung

Vitamin-B-Komplex	Streß-B-Komplex 3× 1 Tablette täglich
Folsäure	0,1 bis 5 mg täglich = 100 bis 5000 µg täglich (in Streß-B-Komplex enthalten) *Achtung: Bei Vorliegen einer Sichelzellenanämie sollte man die Dosis auf 5 mg oder mehr täglich erhöhen. Fragen Sie Ihren orthomolekularmedizinisch kundigen Arzt.*
Vitamin B_1	50 bis 100 mg
Vitamin B_6	50 bis 100 mg
Vitamin B_{12}	20 bis 100 µg
PABA	bis zu 50 mg täglich
Pantothensäure	bis zu 100 mg
Vitamin C	ab 500 mg und mehr
Vitamin E	bis zu 1000 I. E.
zweiwertiges Eisen	10 mg abends vor dem Schlafengehen einnehmen.

Tränensäcke

Der typische Fall

Die 16jährige Mareike beklagt sich über ihre dicken Augensäcke. Da ich ihre Mutter kenne, erstaunt es mich nicht, das Symptom nun auch bei der Tochter vorzufinden. Beide sind vom Typ her ähnlich, und beide neigen zu Übergewicht. Mareike ist außerdem ein Bücherwurm, sie strapaziert ihre Augen und bewegt sich viel zuwenig. Mit einem Buch treffe ich sie auch in meinem Wartezimmer an.

Wie entstehen Tränensäcke?

Überanstrengen der Augen, besonders beim Lesen und bei schlechter Beleuchtung, ist einer der Gründe. Durch diese anhaltenden Strapazen verlieren sie ihren natürlichen Glanz, bekommen rote Ränder und schmerzen. Unter schlechten Bedingungen leidet nicht nur der Augapfel, auch die Augenlider schwellen an. Augenringe und Tränensäcke sind die Folge.

Tränensäcke – auch »Augensäcke der Unterlider« genannt – entstehen aber ebenso, wenn das Stützgewebe der vorderen Augenhöhle erschlafft ist und dabei Fett in das Gewebe vordringt. Das Stützgewebe mit seinen Nerven, Muskeln, Gefäßen und dem Tränenapparat funktioniert nämlich als »Brückenpfeiler« des Augapfels. Solche Tränensäcke sind entweder anlagebedingt, oder sie treten erst im fortgeschrittenen Alter auf. In vielen Fällen litten die Betroffenen schon als Kind an Fettleibigkeit.

Die häufigste Ursache für tiefe Augenringe und Tränensäcke ist »chronische Verstopfung«. In diesem Fall benötigen Sie keinen Arzt. Stellen Sie Ihre Ernährung um und sorgen Sie für ausreichende körperliche Bewegung.

Weitere Ursachen können Unterleibskrankheiten, Magenleiden, Tuberkulose, Nierenleiden, Leberstörungen und Kreislaufstörungen sein. Auch körperliche Überanstrengung und zuwenig Schlaf können zu Tränensäcken führen.

Werden die Augen überstrapaziert und enthält die Ernährung außerdem zuviel gesättigte Fettsäuren (etwa in Butter, Schweinefleisch, Eisbein, Wurst, Bratwurst, Currywurst), so werden die lysozymhaltige und dadurch fettabbauende Tränenflüssigkeit und das Stützgewebe mit den »falschen« Stoffen versorgt. Es wird müde und schlaff, das Fett wird nicht mehr abgebaut, sondern es bleibt liegen, und der Tränensack wölbt sich nach außen vor.

Allgemeine Tips

Es besteht die Möglichkeit, Tränensäcke operativ zu korrigieren, also das erheblich erschlaffte Fettgewebe zu entfernen. Versuchen Sie es aber zunächst mit einer Umstellung Ihrer Ernährung. – Auch Schönheitsmittel, die von der Kosmetikindustrie angepriesen werden, können nicht helfen, sondern nur eine vernünftige Lebensweise und Ernährungsweise.

Meiden Sie alle schwer verdaulichen Speisen, auch starken Kaffee, schwarzen Tee, scharfe Gewürze und Alkohol. Schlafen Sie mindestens acht bis zehn Stunden pro Nacht, möglichst bei geöffnetem Fenster. Morgens und abends sollten Sie eine Atemgymnastik bei offenem Fenster durchführen. Bewegen Sie sich, so oft Sie können, an der frischen Luft, am besten im Wald.

Tips für die Pflege von außen

Legen Sie morgens und abends Kompressen auf die Augenpartie. Am besten wirken frisch überbrühte Beutel mit schwarzem Tee, die noch warm sein müssen. Schneiden Sie je zwei Kapseln mit Vitamin A (10 000 I. E. aus Fischleberöl) und Vitamin E (400 I. E.) in der Mitte auf, vermischen Sie die beiden Öle und klopfen Sie sie mit den Fingerspitzen leicht in die Haut.

Wenn Sie die Energie aufbringen, diese Kur eine Zeitlang durchzuhalten, verbessert sich die Verdauung, und die häßlichen Augenringe verschwinden – vorausgesetzt, Ihr Arzt hat keine ernsthafte Erkrankung festgestellt.

Ernährungsempfehlungen

Die tägliche Nahrung sollte mit hohen Vitamin-C-Konzentrationen versehen sein und reichlich Kalium, Magnesium und Bor enthalten.

Lieferanten für die Mineralstoffe sind Pfifferlinge und Steinpilze (auch getrocknet), Sojamehl* und Sojabohne*, Brechbohne, Gartenbohne, Mungobohne, Sonnenblumenkerne, Haferflocken, Champignons, rote Bete, Rettich, Rosinen und frische Erdnüsse. Vitamin-C-Spender sind Paprika, Petersilie, Grünkohl, Blumenkohl, Fenchel, Brokkoli und Früchte, wie Hagebutten, schwarze Johannisbeeren, Cashewäpfel, Papaya und vor allem Guave, ebenso alle anderen Beeren, wie Holunder, Himbeeren, Brombeeren und Sanddorn (in Form von Saft), der viel Vitamin C aufweist.

Unter den Frischfischen gilt Lachs, Flunder und Heilbutt der Vorzug. Mit Frischfisch – und mit Gemüse – führen Sie dem Organismus essentielle Fettsäuren und Proteine zu.

Trinken Sie zwischen den Mahlzeiten viel Kräutertee*.

Ergänzende Nährstoffe

Vitamin C	in hohen Dosen bis zur Toleranzgrenze
Nachtkerzenöl mit Vitamin F und Omega-Fettsäuren	3× 2 Tabletten täglich zum Essen
Chrom GTF (ohne Hefe)	3× 1 Tablette täglich
Kalium-Magnesium-Präparat	nach Vorschrift
Vitamin-B-Komplex mit Folsäure, Vitamin B_1, Vitamin B_6 und Pantothensäure	bis zu 250 mg anfangs, danach bis zu 150 mg täglich.

Viertes Kapitel
Mundbereich

Lippen können lächeln, Trauer oder Ärger ausdrücken, sinnlich oder verhärmt aussehen. Gesund und gut gepflegt, sind sie schön. Sie lassen die Art vieler Sinneswahrnehmungen erkennen, sprechen eine ebensolche Zeichensprache wie die Augen und verraten einiges über den Charakter des Menschen.

Für das Baby bilden die Lippen eine der ersten Brücken zur Außenwelt, mit ihnen schmeckt und erforscht es seine Umgebung. Auch wenn die Beziehung zur Umwelt später durch Verstand, Gefühl und Sprache wahrgenommen wird, bleiben die Lippen doch das zärtlichste Kontaktorgan.

Dieser hochsensible Körperbereich läßt Rückschlüsse auf den Gesundheitszustand des Menschen zu. Idealerweise haben die Lippen einen frischen Rotton, sind glatt, feucht und gut durchblutet. Als haarfreie und drüsenfreie Übergangszone zwischen der Gesichtshaut und der Mundschleimhaut haben sie besonders wenig Schutz.

Blasse, nahezu farblose Lippen erhalten wegen schwacher Durchblutung zuwenig Sauerstoff, können aber auch auf Müdigkeit, Überforderung oder sogar auf eine (bläuliche bis perlmutterfarbene) Lippenzyste hinweisen.

Bläulich verfärbte Lippen mögen auf einen Herzfehler deuten. Oft läßt sich bei Kindern, die – etwa beim Schwimmen und Tauchen – zu lange im Wasser waren, eine extreme Blaufärbung der Lippen beobachten. Beim Tauchen gerät das Druckverhältnis in den Luftwegen aus dem Gleichgewicht, und eine Zirkulationsstörung tritt ein, die sogar von Atemnot begleitet sein kann.

Weist die Unterlippe einen dunkelroten Rand auf, als ob er mit einem Konturenstift gezogen sei, liegt eine Störung des Kohlenhydratstoffwechsels (Diabetes, Hyperglykämie) vor.

Eine *gelbbräunliche Oberlippenverfärbung* kennen viele Frauen.
Während der Schwangerschaft oder durch die Antibabypille können solche Verfärbungen auftreten.

Wenn sich die Lippen auffallend röten und sich um den Mund
viele kleine rote Äderchen zeigen, liegt höchstwahrscheinlich eine
Magenschleimhautentzündung (Gastritis) vor, verbunden mit
einem Mangel an ungesättigten Fettsäuren und insbesondere einem
Defizit an Vitaminen der B-Gruppe (Vitamin B_2, B_6, Folsäure oder
Pantothensäure).

Der Bereich zwischen Nase und Oberlippe spiegelt die gesamte
hormonelle Situation des Körpers wider. Treten hier verstärkt
Hautunreinheiten auf, ist vielleicht an eine Pilzinfektion (*Candida*-
Pilze) zu denken (eine »Anti-Pilz-Diät«, siehe Anhang, ist dann zu
empfehlen).

Ständig trockene Lippen zeigen an, daß die Schleimhäute insgesamt trocken sind. Ebenso kann eine Magenschleimhautentzündung (Gastritis) die Ursache sein. Klären Sie aber, ehe sie sich
sorgen, ab, ob klimatische oder andere Umweltbedingungen der
Grund sind.

Kleine Einrisse in den Mundwinkeln (Rhagaden) deuten auf chronische Störungen im Magen-Darm-Bereich hin, und zwar auf ein
Ungleichgewicht der Salzsäureproduktion, das Fehlen von Alkalisalzen und einen Mangel an Vitamin B_{12}.

Bei Bläschen auf den Lippen handelt es sich in der Regel um die
bekannte Virusinfektion *Herpes simplex*. Die Ansteckung erfolgt
meist schon im frühen Kindesalter. Bei Schwächezuständen des
Immunsystems entwickeln sich die als solche harmlosen Bläschen.
Die Infektion geht stets mit einem Mangel an Vitamin E und vor
allem Vitamin C einher.

Bilden sich *senkrechte Falten auf der Oberlippe*, so ist meist die
Funktion der Bauchspeicheldrüse gestört.

Lippenbläschen

Der typische Fall

Angelika, die talentierte Modedesignerin und Schneiderin, arbeitet vor der Präsentation der neuen Modelle »rund um die Uhr«. Jedenfalls schläft sie zuwenig, und regelmäßige Mahlzeiten bleiben während dieser hektischen Wochen ein Wunsch. Angelika glaubt, keine Zeit dafür zu haben, und ist ohnedies so nervös, daß sie keinerlei Appetit verspürt. Ein paar Kekse zwischendurch, eine Suppe aus der Dose – das muß genügen. Sie möchte gut aussehen, und dies gerade bei den Modeschauen. Aber immer kurz vorher bekommt sie diese häßlichen Bläschen am Mund.

Weshalb bilden sich Bläschen auf den Lippen?

Ursache ist das *Herpes*-Virus, der meist schon in der frühen Kindheit in gesunde Zellen eindringt und sie so umprogrammiert, daß sie nur noch für ihn arbeiten. Er kann sich im günstigsten Fall ein ganzes Leben lang unerkannt, ruhig und ohne Ansteckungsgefahr im Körper aufhalten. Wenn aber Streß, Erkältungen, Umwelteinflüsse und schlechte Ernährungsgewohnheiten das Immunsystem schwächen, wird er im Körper aktiv. Dann können Sie sich schon durch zärtliches Küssen oder unsauberes Geschirr anstecken.

Die ersten Anzeichen sind ein bis zwei Tage dauerndes Jucken und leichtes Spannungsgefühl. Dann zeigen sich die Bläschen. Innerhalb von 48 Stunden treten sie auf, heilen aber, ohne Narben zurückzulassen, binnen weniger Tage.

Allgemeine Tips

Streß schwächt das Immunsystem, schafft also für den Virus günstige Bedingungen. Wesentlich ist es daher, Anspannungen abzubauen, damit der Körper in Ruhe eigene Abwehrstoffe bilden kann. Dazu benötigt er auch ausreichend Schlaf und sehr viel Vitamin C.

Verzichten Sie auf Alkohol, Kaffee, starke Arzneimittel, raffinierte Kohlenhydrate und Leitungswasser. Sonst nehmen Sie Giftstoffe und Reizstoffe auf, die Ihr Immunsystem überfordern.

Tips für die Pflege von außen

Sobald Sie das Jucken und Ziehen an den Lippen bemerken, sollten Sie den öligen Inhalt einer Vitamin-E-Kapsel auf die Lippen streichen. Sehr gut geeignet sind Salben, die Trockenextrakte aus Melissenblättern*, Zinksulfat* oder Lithium* enthalten. Legen Sie kühlende Umschläge mit Eisstückchen auf die erkrankte Stelle und lassen Sie sie anderthalb bis zwei Stunden wirken.

Ernährungsempfehlungen

Anzuraten ist eine ausgewogene vollwertige, nährstoffreiche Ernährung. Mit »ausgewogen« ist die richtige Lebensmittelkombination gemeint, die der Körper ohne Belastung gut aufzunehmen vermag.

Vormittags essen Sie Früchte und Obst, soviel Sie wollen, am besten beginnen Sie am Morgen damit auf nüchternem Magen.

Mittags empfiehlt sich in Ei gewendeter Frischfisch oder frischer Salat mit Nüssen und Oliven, in Joghurt angerichtet. Auch Linseneintopf oder Bohneneintopf mit Kartoffeln, jedoch ohne Speck, ist gestattet.

Zwischendurch nehmen Sie eine oder auch zwei Bananen oder ungezuckerten Fruchtsaft* oder Gemüsesaft zu sich.

Abends können Sie sich eine Gemüseplatte mit Nudeln, Kartoffeln oder Reis zubereiten, oder ein Rinderfilet mit gedünstetem Blattgemüse, Wurzelgemüse oder Kohlgemüse.

Trinken Sie zum Essen selbst nichts, sondern nur zwischen den Mahlzeiten, und zwar mindestens eine Stunde nach jeder Mahlzeit.

Durch diese Ernährungsweise verwertet der Körper die aufgenommene Nahrung ohne viel Energieaufwand, und das bedeutet wiederum weniger Streß.

Ergänzende Nährstoffe

Bestimmte Nahrungsergänzungen haben einen direkten Einfluß auf das *Herpes*-Virus, so die Aminosäure Lysin, die Vitamine des B-Komplexes, C und E, die Mineralstoffe Zink sowie Antioxidantien*.

Vitamin-B-Komplex	50 mg
Vitamin C mit Bioflavonoiden	1 bis 10 g
Vitamin E	400 bis 1200 I. E.
Zinkaspartat (zum Lutschen)	20 bis 50 mg
Lysin	400 mg, während des Bläschenausschlags auf 3× täglich 400 mg erhöhen.

Oberlippenfältchen

Der typische Fall

Mit 42 Jahren ist Marianne für so stark ausgeprägte Falten an der Oberlippe noch zu jung. Beim Sprechen sehen die Fältchen wie tiefe Furchen aus und geben ihr ein herbes Aussehen. Unsere lange Unterhaltung fördert einige Lebensumstände zutage, die für Krankheiten verantwortlich sein dürften: Vor allem Geldsorgen sind es, die der Besitzerin eines ehemals gutgehenden Wollgeschäfts die Ruhe und den Schlaf rauben. Nach der Ernährung gefragt, nennt sie hauptsächlich Nudeln und Pizza. Hier war eine ausgiebige Beratung angebracht.

Warum bilden sich Fältchen auf der Oberlippe?

Faltenbildung an bestimmten Körperstellen läßt immer klare Rückschlüsse auf organische Fehlsteuerungen zu. Das gilt besonders bei Fältchen auf der Oberlippe. Entstehen dort senkrechte Falten, so ist höchstwahrscheinlich die Funktion der Bauchspeicheldrüse gestört, wie schon erwähnt. Dieses Organ ist für die Herstellung des

Insulins und die Absonderung der Verdauungsenzyme zuständig.
Erzeugt die Bauchspeicheldrüse keine Verdauungsenzyme mehr
oder nicht in ausreichendem Maß, nimmt der Körper die Nährstoffe nicht entsprechend auf.

Allgemeine Tips

Wenn Sie unter großer Anspannung stehen, sich unausgewogen
ernähren, über längere Zeit starke Arzneimittel einnehmen oder
sich einer Cortisontherapie unterziehen, sollten Sie Vitamin B_6 und
Proteine* (Roheiweiß) zusätzlich einnehmen, um der weiteren Faltenbildung an der Oberlippe vorzubeugen.

Ernährungsempfehlungen

Enzyme sind für die Verdauung jeder Mahlzeit äußerst wichtig,
weil sie die Nahrungsbestandteile in kleinere, vom Körper verwert-
bare Einheiten aufspalten und wertvolle Nährstoffe freisetzen.
Plagt ein aufgeblähter Bauch Sie, weil sich im Verdauungstrakt Gase
bilden, dann braucht Ihr Körper Enzyme. Die besten Enzymliefe-
ranten sind frische Ananas, Papayas, Lychees, Mangos und anderes
rohes Obst. Essen Sie die Früchte jeden Morgen etwa eine halbe
Stunde vor dem Frühstück. Das Frühstück selbst sollten Sie mit
frischen Nüssen, Kokosnüssen und Joghurt aufwerten. (Nehmen
Sie aber keine Erdnüsse, weil diese zusammen mit anderen Nüssen
zu schlechter Verdauung und Müdigkeit führen.) Frische Nüsse
versorgen Sie mit mehrfach ungesättigten Fettsäuren und Vitaminen der B-Gruppe. Die wichtigsten Fettsäuren sind Ölsäure,
Linolsäure, Linolensäure und Arachidonsäure. Linolsäure und
Arachidonsäure sind Bestandteil von Vitamin F, das der Stoffwechsel benötigt.
    Frisches Gemüse, Eier, Schaffleisch, Rindfleisch und Fisch sind
ebenfalls reich an Enzymen.
    Mehrfach ungesättigte Fettsäuren, wie sie in Meerestieren, vor
allem Muscheln und Krustentieren, vorkommen, sind erlaubt, auch

kaltgepreßte Pflanzenöle und pflanzliche Fette aus reinem Leinöl,
Mohnöl, Safloröl*, Sojaöl, Sesamöl, Weizenkeimöl, Walnußöl und
Baumwollsamenöl. Ich empfehle, täglich mindestens einen Becher
Sanoghurt oder Joghurt mit *Lactobacillus acidophilus* und *Lactobacillus bifidus* beziehungsweise einem Mindestanteil an rechtsdrehender Milchsäure von neunzig Prozent zu essen.

Ergänzende Nährstoffe

Vitamin-B-Komplex	10 bis 50 mg täglich
Vitamin B$_6$	60 mg
Vitamin E	300 I. E.
Enzyme	mit 3× 5 Dragees täglich beginnen, wöchentlich um je 1 Dragee steigern (also 2. Woche 3× 6, 3. Woche 3× 7 und so fort), bei 3× 10 wöchentlich um je 1 Dragee verringern
Lecithin	2–3 Teelöffel
Lactobacillus acidophilus	nach dem Essen je 2 Tabletten
Chrom GTF	3× 2 Tabletten nach dem Essen

Wenn Sie häufig Magenbeschwerden verspüren, dann nehmen Sie
3× täglich (morgens nüchtern) 1 gehäuften Teelöffel der folgenden
Mischung auf 1 Glas Volvic-Wasser:

Meersalz	2,34 g
Calciumlactat	2,34 g
Natriumcitrat	2,34 g
Silizea (Kieselerde)	2,34 g
Kaliumhydrogencarbonat	11,72 g
Natriumsulfat	11,72 g
Natriumhydrogencarbonat	117,92 g;

bei Auftreten der Beschwerden zusätzlich 10 mg Oxetacain, 291 mg
Aluminiumhydroxid, 98 mg Magnesiumhydroxid in Form der
Suspension.

Gebißfehler

Der typische Fall

Eigentlich war die 23jährige Apothekerin Heidemarie wegen ständigen Liebeskummers gekommen. Jeder Mann würde sie nach kürzester Zeit verlassen. Ich sah sie an, die Ursache war nur zu offensichtlich. Heidemarie hatte ein häßliches, schiefes Gebiß, das ihr ganzes Lächeln zu einer grotesken Grimasse verzerrte. Sie war sich dieser Tatsache bewußt, dachte aber fälschlicherweise, daran sei nichts zu ändern. Ich klärte sie darüber auf, daß auch Erwachsene in solchen Fällen beim Kieferorthopäden Hilfe finden. Nach einem Jahr traf ich Heidemarie zufällig im Schwimmbad und hätte sie fast nicht wiedererkannt – eine Schönheit mit makellosem Gebiß. Bei dieser Gelegenheit wies ich sie darauf hin, daß sie mit der Zahnbehandlung zahlreichen weiteren Problemen die Grundlage entzogen hat.

Wie entsteht ein Gebißfehler?

Gebißfehler sind keineswegs nur ein kosmetisches Problem. Unkorrekte Zahnstellungen bergen das Risiko späterer Zahnbetterkrankungen in sich, sie führen zur ungleichmäßigen Belastung des gesamten Zahnapparates. Nicht beanspruchte Zähne und Zahnbettpartien verlieren ihre Festigkeit; Schmutz, Kalk und Bakterien sammeln sich an.

Deshalb ist es von größter Wichtigkeit, bei Kindern Gebißfehler vor dem vollendeten zwölften Lebensjahr von einem Kieferorthopäden korrigieren zu lassen. Auch für die Seele ist dies bedeutsam, denn unter einem häßlichen Gebiß leidet man ein Leben lang.

Oft ist Nährstoffmangel der Grund für schiefe Zähne. Eine fluorarme Ernährung etwa führt zu einer Unterentwicklung der Zähne und später zu Karies. Fluor bietet Schutz, auch vor Zahnverfall. Ein Zuviel davon kann allerdings schädlich sein: Wachstumsstörungen, Funktionsstörungen vieler Organe, Calciumabsorptionsstörungen, weiße Flecken auf den Zähnen zählen zu den möglichen Folgen. Sollten sich bei Ihnen solche Symptome zeigen, so geben Sie Ihrem

Körper Calcium, das als Gegenmittel bei Fluoridvergiftungen wirkt. Sprechen Sie mit Ihrem Zahnarzt.

Viele Mineralwässer enthalten Fluoride, meist aber Natriumfluorid, das in dieser Form giftig sein kann. Achten Sie daher auf den Hinweis »Calciumfluorid«.

Etwa neunzig Prozent des eingenommenen Fluorids gelangen in das Blut. Die Hälfte davon wird mit dem Urin wieder ausgeschieden, die andere Hälfte von Zähnen und Knochen aufgenommen. Fehlt ein weiteres essentielles Spurenelement, nämlich Molybdän, in der Nahrung, kann der Körper Fluor nicht speichern. Wenn Sie dem Organismus einseitig tierisches Eiweiß und nährstoffarme Kost anbieten, nimmt er weniger Molybdän auf und erhält auch zuwenig andere Nährstoffe.

Schon beim Kleinkind sollte auf die Zufuhr von genügend Vitamin C, Fluorid und Molybdän geachtet werden. Nährstoffmangel ist nicht nur mögliche Ursache einer Fehlstellung der Zähne, sondern auch einer bräunlichen Verfärbung des Zahnbeins. Erwachsene mit Zahnproblemen sollten eine Art Kur mit Vitamin C durchführen (einige Tage lang 14 Gramm), das verbessert das Aussehen der Zähne merklich. Sprechen Sie mit Ihrem in orthomolekularen Zusammenhängen kundigen Arzt darüber.

Ebenso wichtig wie Vitamin C ist das Vitamin A für die Gesundheit von Zahnfleisch und Zähnen.

Allgemeine Tips

Meiden Sie aluminiumhaltiges Kochsalz. Aluminium stört die Verwertung des Fluors im Körper.

Ernährungsempfehlungen

Fluoridquellen sind Meeresfrüchte, Käse, Fleisch, Vollkornprodukte und Gelatine. Achten Sie, vor allem bei Kindern, auf Vitamin-C-reiche Frischkost. Wertvolle Proteine beziehen Sie von Hammelfleisch, Meeresfischen und allen pflanzlichen Nahrungs-

mitteln, Mikronährstoffe vor allem von Kohl und grünem Blattgemüse. Nur kaltgepreßte Pflanzenöle, besonders Sojabohnenöl* und
Maiskeimöl*, sollte man verwenden.

Nicht zu vergessen ist das Molybdän, jenes Spurenelement, das
dazu beiträgt, Fluor in den Zahnschmelz einzulagern.

Allgemein sind pflanzliche Nahrungsmittel (Blattgemüse, Vollkorngetreide) viel reicher an Molybdän als tierische. Als gehaltvoll-
ste Lebensmittel in dieser Hinsicht gelten Blumenkohl und andere
Kohlsorten, rote und grüne Bohnen, Karotten, Kartoffeln, Linsen,
frische Erbsen, alle vollwertigen Getreide, wie Buchweizen, Weizen und Weizenkeime, Bierhefe.

Ergänzende Nährstoffe

Vitamin C und	mindestens 14 g täglich und mehr (bis
Bioflavonoide	zur Toleranzgrenze)
Selen und	nach Vorschrift (Arzt)
Methionin	
Vitamin E	nach Bedarf
Calcium	500 mg und nach Vorschrift
Silicium	nach Bedarf
Vanadium	1 bis 2 mg täglich (den höchsten Gehalt
	hat Sojabohnenöl)
Molybdän	ca. 0,3 mg täglich.

Mundgeruch

Der typische Fall
Hubert hat einen strengen Mundgeruch, den ich sogar über einige
Entfernung rieche – faulig, übel, bei jedem Wort strömt eine Wolke
herüber. Zuerst fällt mir auf, daß der 43jährige Hilfsarbeiter etwas
ungepflegt wirkt. Fettig und strähnig ist sein Haar, verfärbte Zähne
verraten einen starken Raucher. Aber das allein kann nicht der
Grund für diesen Geruch sein. Beim Zahnarzt, beantwortet er
meine Frage, sei er lange nicht gewesen. Ob er sonst noch Be-

schwerden habe. Ja, der Magen bereite öfters Probleme, Kaffee und Alkohol vertrage er kaum noch. Hinter dem Mundgeruch verbergen sich also schwere gesundheitliche Störungen.

Welche Ursachen rufen Mundgeruch hervor?

Ein Mensch ist nur dann wirklich gepflegt, wenn auch der Atem frisch und rein ist. Sorgfältige Mundhygiene und Zahnpflege müssen eine Selbstverständlichkeit sein. Kontrollieren Sie Ihren Atem täglich! Die Probe ist ganz einfach: Atmen Sie tief ein, halten Sie die hohle Hand vor den Mund und atmen Sie langsam aus. Es ist besser, die eigene Nase prüft den Geruch, als daß andere die Nase rümpfen und auf Distanz gehen.

Mundgeruch kann durch falsche Ernährungsgewohnheiten oder durch unzureichende Mundhygiene und Zahnpflege entstehen. Ein trockener Mund und strenger Geruch, der sich bei Streß und Nervosität einstellt, verlieren sich, sobald die Aufregung sich gelegt hat. Ebenso leicht läßt sich der manchmal unangenehme Mundgeruch bei starken Rauchern abstellen.

Wesentlich tiefer liegt die Ursache, wenn es sich um Krankheiten handelt. Durch eine Harnvergiftung führen Fremdbakterien in der Mundhöhle zu harnähnlichem Mundgeruch. Eine entzündete Mundschleimhaut (Stomatitis), eine chronische Mandelentzündung (Tonsillitis) oder Diabetes können ebenfalls der Grund für üblen Mundgeruch sein.

Oder es sind Schwermetalle im Blut, Umweltgifte, die wir aus der Luft aufnehmen (Arsen, Blei, Wismut), und Methanol, das in Tabakrauch und Obstschnaps vorkommt, dafür verantwortlich. Sehr häufig geben »unfreundliche Bakterien«, die in der unverdauten Nahrung leben und Fäulnisgase entwickeln, über den Atem ihre Anwesenheit unangenehm zu erkennen.

Ständiger Mundgeruch kann also ein Alarmzeichen für eine gesundheitliche Störung sein. Stellen Sie auf jeden Fall Ihre Ernährung um und suchen Sie einen Arzt oder Zahnarzt auf.

Allgemeine Tips

Speisereste dürfen sich nicht zwischen den Zähnen festsetzen. Spülen Sie nach jeder Mahlzeit den Mund gründlich aus, am besten mit Hilfe einer Munddusche. Wechseln Sie Ihre Zahnbürste häufig, mindestens alle vierzehn Tage. Auch wer stark raucht, sollte den Mund mehrmals am Tag gründlich ausspülen. Ein Chlorophylltäfelchen vertreibt den unangenehmen Atem und hält ihn lange frisch. Die Wirkung zeigt sich aber nur, wenn die Zähne in Ordnung sind, die Verdauung funktioniert und keine Krankheiten vorliegen.

Ernährungsempfehlungen

Eine gute Verdauung ist die Voraussetzung für frischen Atem. Sie benötigen Mikronährstoffe und Enzyme. Reich an Enzymen sind frische Ananas und Papaya. Am besten stellen Sie Ihren Speiseplan auf »vollwertige« Lebensmittel um.

Meiden Sie alle Zuckerprodukte und zuckerhaltigen Zusatzstoffe, wie sie in Dosenwurst und anderen Konserven Verwendung finden, Zigaretten, Kuchen und Weißmehle sowie alle Lebensmittel, die mit raffinierten Kohlenhydraten zubereitet, konserviert oder hergestellt sind. Wählen Sie grünes Frischgemüse und Obst. Kohlenhydratarm sind Winterkohl, Kohlrabi, grüner Blattsalat, Eisbergsalat und andere Salate, Pilze, Okra, Petersilie, Dill, Radieschen, Tofu*, Spinat, gelbe Wachsbohnen und roter Paprika.

Essen Sie mehr Vollkornprodukte, zum Beispiel Sauerteigbrot aus biologisch angebautem Getreide, das schonend vearbeitet wurde.

Um eine Verbesserung der natürlichen Darmflora herbeizuführen, ist der tägliche Verzehr von Joghurt* mit *Lactobacillus acidophilus* sehr zu empfehlen. Verzichten Sie hingegen auf Hefeprodukte (siehe Anhang, »Anti-Pilz-Diät«).

Ergänzende Nährstoffe

Vitamin A	10 000 I. E. täglich
Vitamin-B-Komplex mit	
Vitamin B₆	50 mg
Niacin	bis zu 300 µg
PABA	50 mg
Vitamin C	1000 mg und mehr
Magnesium	500 mg
Zink	40 mg täglich
Lactobacillus acidophilus	1 bis 2 Teelöffel täglich in einen Becher Joghurt
Chlorophyll.	

Zähneknirschen

Der typische Fall

Der Autohändler Dieter sieht aus wie sechzig, ist aber erst 45 Jahre alt. Auf mich wirkt er sehr fahrig, übernervös. Schwere finanzielle Sorgen und eine habgierige geschiedene Frau bereiten dem einst ausgeglichenen Mann viel Kummer und Unruhe. Um alles nötige Geld aufzubringen, nimmt er nach Feierabend noch Gelegenheitsjobs an. Zu seiner Anspannung trägt auch seine neue Freundin bei – sie beklagt sich über das Geräusch, das sein nächtliches Zähneknirschen verursache.

Welche sind die Ursachen?

Häufiges Zähneknirschen, besonders nachts, kann eine Folge psychosomatischer Konfliktsituationen sein, Ausdruck von Streß, Überarbeitung, Abgeschlagenheit in problemreichen Lebenssituationen.

In den häufigsten Fällen ist es aber ein reines Nährstoffproblem, nämlich ein Mangel an Calcium und Pantothensäure. Diese Substanzen haben einen direkten Einfluß auf die Muskelbewegungen.

Wenn dem Organismus zuwenig Calcium zur Verfügung steht,
verursacht der Mangel ein Zusammenziehen der Muskeln, ohne daß
der Betreffende sich dessen bewußt ist. Dabei nimmt die Pantothensäure eine bedeutsame Stelle ein. Sie wird jedoch nicht im Körper
gebildet, sondern von außen über die Nahrung zugeführt.
Weitere Ursachen können Zahnstein, Gebißfehler, schlecht sit-
zende Prothesen, Zahnfleischverletzungen, Bakteriengifte oder
Drüsenstörungen sein.

Das Zähneknirschen ist nicht nur lästig und unangenehm, weil
der Schläfer meist selbst und auch sein Lebensgefährte davon wach
werden – durch das ständige Zähneknirschen entwickelt sich eine
Entzündung des Zahnhalteapparates, bekannt als Parodontose. Es
zieht weitere Störungen im Zahnbereich und Gaumenbereich nach
sich, wie lockere Zähne, Abschleifen und Brüchigwerden der Füllungen. Besonders Füllungen aus Amalgam werden leicht strapaziert und sollten schon aus diesem Grund entfernt werden. Fragen
Sie Ihren Zahnarzt nach einer alternativen Füllung mit Occlusin,
nach einer Porzellan-Zement-Mischung oder ähnlichem. Auch eine
Verformung des Gaumens und damit eine Deformierung der ganzen Mundpartie können die Folge sein.

Ernährungsempfehlungen

Verursachen unwillkürliche Muskelbewegungen, etwa bei starkem
Streß, das Zähneknirschen, hilft als erstes eine calciumreiche Ernährung mit viel Gemüse und Kräutern.

Sesam, Limabohne, Straucherbse, Prinzeßbohne, Sojakeimlinge,
Schnittlauch, Petersilie, Sonnenblumenkernmehl und Sauerkraut
liefern reichlich Calcium. Auch naturbelassenes Getreide, wie Din-
kel, Roggen, Gerste, Hafer, Buchweizen, ist ein guter Calcium-
Spender. Sowohl Calcium als auch Pantothensäure befinden sich in
Champignons, in der Mungobohne, im Sojamehl, in trockenem
Sojasamen (»Sojabohnen«), Linsen, in trockenem Samen der Kicher-
erbse, in Trockenerbse, Gartenbohne, Zuckermais, unpoliertem
Reis (der auch viel Selen enthält, der als Schutz vor Umweltgiften
und Förderer der körpereigenen Abwehrkräfte gilt).

Ein Tip für Kinder: Diese Mikronährstoffe sind in den beliebten Corn-flakes enthalten. Ferner empfehle ich Fisch, wie Klippfisch, Schellfisch, Salzhering, Matjeshering, Schillerlocken. Sie sorgen für Calcium, Eisen und einige Vitamine des B-Komplexes. Sardinen in Öl sind ebenfalls reich an Calcium, des weiteren Lachs, Krebsfleisch, echter Kaviar, Kaviarersatz und Bückling.

Alle Muschelsorten, insbesondere Pilgermuscheln, Steckmuscheln (Sandaustern), Austern, Hummer und Garnelen weisen viel Calcium und Pantothensäure auf, Langusten und Krill sehr hohe Calcium-Konzentrationen.

Bei Fleisch sind Rindfleisch und Kalbfleisch, vor allem Innereien, wie Herz, Nieren und Leber, empfehlenswert (aber nur von Tieren aus artgerechter Tierhaltung).

Von den Käsen hat Roquefort den höchsten Anteil an Calcium und Pantothensäure. Es folgen Parmesan, Münsterkäse, Limburger (40 % Fett i. Tr.), Gorgonzola, Rahmfrischkäse, echter Emmentaler (45 % Fett i. Tr.), Edelpilzkäse und alle Milchprodukte mit rechtsdrehender Milchsäure.

Ergänzende Nährstoffe

Vitamin A	10 000 I. E.
Vitamin-B-Komplex	mindestens 100 mg pro Tag
mit Vitamin B$_1$	10 mg
Vitamin B$_2$	10 mg
Vitamin B$_6$	50–60 mg
Niacin	bis zu 500 µg täglich
Pantothensäure	250 mg täglich
Vitamin C	14 g und bis zur Toleranzgrenze
Jod	bis zu 5 g täglich
Proteinbausteine	(L-Phenylalanin, L-Tryptophan, L-Tyrosin, L-Glutamin, L-Threonin (bei Nachweis eines Mangels), L-Taurin, L-Cystin).

Fünftes Kapitel
Hals und Dekolleté

Keineswegs sind in diesem Kapitel nur die Damen angesprochen, auch wenn das Dekolleté in den Bereich allein ihrer Schönheitspflege fällt. Die Probleme und Ernährungsempfehlungen zum Thema »Hals« gehen aber Frau und Mann gleichermaßen an, denn der Hals ist bei beiden eine sehr verräterische Zone, die ziemlich genaue Rückschlüsse auf den Gesundheitszustand und das Alter zuläßt.

Dicker Hals

Der typische Fall

In manchen Gegenden ist dieser Schönheitsfehler weit verbreitet (noch heute ist das »Kropfband« fester Bestandteil einiger Trachten). Die 24jährige Studentin Birgit ärgert sich auch erst über einen dicken Hals, seit sie in München lebt. Doch ich sehe auf den ersten Blick, daß nicht nur der Hals ihr Problem ist. Birgit ist übernervös, spricht wie ein Wasserfall und schwitzt heftig.

Weshalb wird der Hals dick und unförmig?

Meistens ist eine Zunahme des Halsumfangs mit einer Schilddrüsenüberfunktion verknüpft. Menschen, die darunter leiden, haben gleichzeitig hervortretende Augen oder vergrößerte Pupillen. Sie schlafen schlecht, sind schnell erregt, haben häufig das Gefühl der

Atemnot, oft Haarausfall und wirken insgesamt sehr hektisch. Sie
sprechen schnell und viel; haben sie einen geduldigen Zuhörer
gefunden, überschütten sie ihn mit einem Wortschwall.

Weitere Anzeichen sind: Nervosität, Erschöpfung, Schwäche,
Gewichtsverlust, Kropf, Launenhaftigkeit, Händezittern, leichtes
Schwitzen, Hitzeunverträglichkeit bis hin zu rasendem Pulsschlag.
Eine Schilddrüsenüberfunktion kann genetisch bedingt oder durch
emotionalen Streß oder andere unbekannte Faktoren verursacht
worden sein.

Der »Kropf« kann den Hals unförmig erweitern. Diese An-
schwellung der Schilddrüse, »Strumaknoten« genannt, ist die Folge
eines Mangels an Mikronährstoffen, insbesondere an Jod, einer
Störung des Enzymsystems sowie des gesamten Drüsensystems.
Meistens tritt sie bei älteren Menschen auf. Der Kropf entsteht auch
dann aus einer Überfunktion der Schilddrüse, wenn das Blut zuwenig Cholesterin aufweist und der gesamte Grundumsatz erhöht ist.

Ist das Enzymsystem nicht in Ordnung, stehen zugeführte Nährstoffe für den Körper dennoch nicht zur Verfügung. Die Überproduktion an Schilddrüsenhormonen beschleunigt viele Prozesse im
Organismus und stiftet so Verwirrung im Körper. Das Ergebnis ist
ein hoher Verbrauch an körpereigenen Nährstoffen. Um das auszugleichen und die Überproduktion zu mildern, müssen vermehrt
Nährstoffe zugeführt, bisherige Ernährungsgewohnheiten geän-
dert und zusätzliche Nährstoffgaben genommen werden.

Allgemeine Tips

Führen Sie keine unüberlegte Schlankheitskur mit irgendeiner kalo-
rienarmen beziehungsweise nährstoffarmen Diät durch – es sei
denn, Sie wissen genau, welche Nährstoffe Ihren erhöhten Bedarf
an manchen Substanzen decken können. Der Vegetarier meidet den
Genuß von Fleisch aller Tierarten und ernährt sich nur oder über-
wiegend von pflanzlichen Nahrungsmitteln (Vegetabilien). Dem
Laktovegetarier sind ebenso Milchprodukte wie Butter und Käse,
ebenso Eier und Honig erlaubt. Bevor Sie nun zum reinen Vegetarier werden (damit beziehe ich mich nicht auf den Laktovegetaris-

mus), vergewissern Sie sich vorher, ob Ihre Schilddrüse den Entzug
von tierischem Eiweiß verträgt (es sei denn, Sie ersetzen die notwendigen Aminosäuren durch ein Roheiweißpräparat*).

Wichtig sind die Vitamine des B-Komplexes, denn die Störung
des Kohlenhydratstoffwechsels und des Eiweißstoffwechsels bringt
einen hohen Verbrauch an diesen Vitaminen mit sich.

Ernährungsempfehlungen

Meiden Sie Kaffee und schwarzen Tee, denn das darin enthaltene
Koffein erhöht den Bedarf des Körpers an Nährstoffen ebenfalls.
Dasselbe gilt für Nikotin und Alkohol.

Am günstigsten läßt die Schilddrüse sich über das Carnitin beeinflussen. Carnitin ist ein wichtiges, ein verhältnismäßig jungentdeck-
tes Vitamin des B-Komplexes, das in natürlicher Form im menschlichen Organismus und in vielen Lebensmitteln, insbesondere in
Schaffleisch, vorkommt.

Um die Funktion der Schilddrüse günstig zu beeinflussen, wählen Sie am besten Nahrungsmittel, in denen vor allem die Aminosäuren Methionin und Lysin, die Mineralien Calcium und Magne-
sium sowie die Spurenelemente Bor, Silicium, Zink und die Vit-
amine C und B-Komplex vorkommen. Das sind vor allem
Fleisch, wie Schaffleisch, Lammfleisch, Rindfleisch, Kaninchen und
Hühnerfleisch, Roastbeef, zubereitete Leber vom Rind oder Huhn,
frischer ausgewachsener Truthahn (linolsäurehaltig);
Frischfisch, wie frische Forelle, Kabeljau, Dorschfilet, Stockfisch,
Klippfisch, Heilbutt, Flunder; als gute Zinkquellen gelten vor allem
Muscheln und Krustentiere, wie zubereitete Garnelen;
Milchprodukte, wie Hüttenkäse, Vorzugsmilch, Buttermilch,
Dickmilch und Sauermilch;
Kürbiskerne, Sesamkerne;
viel frisches grünes Gemüse.

Ergänzende Nährstoffe

Vitamin A	100 000 I. E.,
(aus dem Fischleberöl)	1 bis 2 Monate lang,
	danach bis auf
	20 000 I. E.
	reduzieren
Vitamin-B-Komplex mit	
Cholin	50 bis 100 mg
Folsäure	400 bis 800 µg
Inositol	50 bis 100 mg
Vitamin C	2 bis 4 g täglich
Vitamin E	1000 I. E.
Calcium	500 bis 1000 mg
Jod	ca. 600 µg
Magnesium	200 bis 500 mg

L-Carnitin (in Form eines Sirups)
oder ein Roheiweißprodukt.

Faltenringe am Hals

Der typische Fall

Dies ist ein Schönheitsproblem, das ausnahmsweise mehr die Herren betrifft. Gerade sportliche, schlanke, jugendlich wirkende Männer in mittlerem Alter kämpfen gegen unschöne Halsfalten – wie der Geschäftsmann Hans, der sogar noch ironisch über seinen »Truthahnhals« witzelt. Auch hier kann die orthomolekulare Ernährung Hilfe bringen.

Wer ist besonders betroffen?

Das Rauchen ist – man muß es immer wieder sagen – ein besonders tückischer Feind guten Aussehens. Es entzieht dem Körper Vitamin C und Provitamin A und beeinträchtigt die Funktion der Leber erheblich. Die Leber kann die mit der Nahrung aufgenom-

menen Fette nicht mehr verarbeiten, die – in einer Art Kettenreak-
tion – schädliche Stoffe freisetzen. Diese, »freie Radikale« genannten, Moleküle zerstören wiederum die Struktur der guten Nährstoffe und verhindern den Abbau von Giftstoffen. Mit zunehmendem Alter tritt der Prozeß allerdings auch ein, wenn Sie nicht
rauchen, sich aber unausgewogen ernähren. Nikotin beschleunigt
den Vorgang jedoch sehr, und nur eine Umstellung Ihrer Ernährung kann ihn verzögern.

Erstes Anzeichen für die Entstehung starker Halsfalten und
Halsringe ist die Gesichtsröte (siehe Kapitel 2, »Gesichtshaut und
Körperhaut«). Es folgen die sogenannten »Altersflecken«, bräunli-
che Pigmentstellen auf der Haut (siehe Kapitel 6, »Arme, Hände
und Fingernägel«), und schließlich bilden sich die tiefen Falten am
Hals, die ihren Träger älter aussehen lassen, als er ist.

Tiefe Halsfalten weisen auf Fehlsteuerungen in den Organen hin,
vor allem auf ein geschwächtes Abwehrsystem. Falten und der
Verlust an Elastizität der Haut sind das Ergebnis eines beschädigten
Mechanismus, in dem miteinander verbundene Proteine ihre
Schutzfunktion nicht mehr entsprechend ausüben können. Die
Haut ist dann um so empfänglicher für die Bildung von Falten,
Ringen und anderen Zeichen von Funktionsstörungen. Alkohol,
Nikotin und zuviel Sonne verstärken den gesamten negativen Vor-
gang noch. Vorbeugend ist eine Nahrungsergänzung mit Antioxi-
dantien* nötig.

Als Antioxidantien, sogenannte »Radikalfänger«, wirken die Vitamine C, A, E, das Beta-Carotin, das Spurenelement Selen und
bestimmte schwefelhaltige Aminosäuren. Die natürlichen oder synthetisch hergestellten Stoffe schützen vor Oxidation, das heißt vor
einer Veränderung durch Sauerstoffzutritt. Sie verhindern das Ranzigwerden der aufgenommenen Fette, »fangen« freie Radikale, die
bei den normalen biochemischen Vorgängen im Körper entstehen,
deren Bildung aber durch energiereiche Strahlung (Sonne), Schadstoffe in der Luft und in der Nahrung sowie durch Genußgifte
verstärkt wird.

Tips für die Pflege von außen

Da der Hals im Schatten des Gesichts liegt, fällt seine besondere Pflegebedürftigkeit oft erst auf, wenn sich schon Falten zeigen. Warten Sie aber nicht, bis Ringe und Falten sichtbar sind. Schlafen Sie nicht auf dicken Kopfkissen. Sitzen Sie beim Lesen und Schreiben aufrecht, drücken Sie das Kinn dabei nicht gegen die Brust.

Gegen schnell schrumpfende Haut sind Enzyme und die genannten Vitamine äußerst hilfreich, weil sie die im Körper befindlichen Kollagene wieder »zusammenschweißen«. (Kollagene sind Eiweißkörper, die als Gerüstsubstanzen dienen.)

Auf die Problemzonen Hals und Dekolleté sollten Sie häufig Öl-Wasser-Emulsionen* auftragen, und zwar noch unter einem Körperöl, um der Haut von außen Feuchtigkeit zuzuführen. Der vermehrte Feuchtigkeitsgehalt läßt die Haut praller und glatter erscheinen. Häufig angepriesene kollagenhaltige Pflegecremes werden von der Unterhaut nicht aufgenommen.

Verteilen Sie nach dem Duschen, Baden oder der Sauna reichlich Hautfunktionsöl* auf der noch feuchten Haut. Achten Sie darauf, daß das Öl Wirkstoffe, wie die Vitamine A und E, enthält. Massieren Sie es sehr sanft ein.

Ernährungsempfehlungen

Die Ernährung *muß* sehr vitaminreich sein. Die Vitamine A, C, E und des B-Komplexes sowie zinkhaltige und selenhaltige Speisen sind tägliche Pflicht. Die Nahrungsmitteltabelle im Anhang gibt Ihnen Anhaltspunkte für eine abwechslungsreiche Zusammenstellung der Mahlzeiten.

Enzyme können bestimmte Vorgänge im Immunsystem positiv beeinflussen. Um die Prozesse zu aktivieren, sollten Sie täglich eine frische Ananas und drei Papayas essen. Die frische Ananas spendet außerdem viel Kalium und vor allem das für die Haut günstige Kupfer.

Weitere enzymhaltige und zum Teil noch vitaminreiche Lebensmittel sind Bambussprossen, die auch viele essentielle Aminosäuren bieten, Bananen, Kiwis, Lychees und Mangos.

Ergänzende Nährstoffe

Zur Vorbeugung haben sich die Vitamine A, C, E, B_1, B_5, B_6, Bioflavonoide, Zink, Selen und Aminosäuren bewährt. Die genannten Vitamine der B-Gruppe sollten Sie aber getrennt voneinander einnehmen, weil sie in Wechselbeziehung zueinander stehen. Ebenso verhält es sich mit den Aminosäuren, die Sie besser zwischen den Mahlzeiten einnehmen.

Vitamin A	täglich 10 000 I. E.
Vitamin B_1	bis zu 250 mg
Pantothensäure	bis zu 500 mg
Vitamin B_6	bis zu 150 mg
Vitamin B_{12}	bis zu 150 µg
Vitamin C	bis zu 14 g täglich
Bioflavonoide	500 mg pro 1 g Vitamin C
Vitamin E	bis zu 1200 I. E. täglich
Zink	500 mg zum Lutschen
Selen	200 µg täglich
L-Carnitin	bis zu 500 mg
L-Taurin	nach Vorschrift
L-Cystein	nach Vorschrift.

Schlaffe Brüste

Der typische Fall

Naturgemäß handelt es sich hier um ein Problem, das nur die
Damen angeht. Roswitha hat die typischen Sorgen vieler Frauen. In
wenigen Wochen wird die 28jährige ihr erstes Baby zur Welt bringen. Nun hat sie Bedenken, daß ihre schönen, vollen Brüste beim
Stillen die Form verlieren. Mit einer ausgewogenen Ernährung
möchte sie vorbeugen.

Ursachen für eine Veränderung der Form und Elastizität der Brüste

Eine Unterfunktion der Schilddrüse, hohes Fieber, Ermüdungser-
scheinungen, Stimmungsschwankungen, erhöhter Zigarettenkonsum (auch Rauschgift), Hormongaben, wie zum Beispiel die Antibabypille (obwohl gerade sie auch zu einem schöneren Busen verhelfen kann), alle Betäubungsmittel und jede Schwangerschaft können die Spannkraft der Brüste beeinträchtigen. Extreme Veränderungen seien hier nicht angesprochen, ein solches Warnsignal muß
unverzüglich zum Arztbesuch führen.

Ernährungsfehler wirken sich deutlich auf das Aussehen der
Brüste aus: Frauen mit hängenden, unförmigen Brüsten leiden
meist unter einem starken Mangel an Calcium, Magnesium, den
Vitaminen A, B, C, D und an Proteinen.

Allgemeine Tips

Regelmäßiges sportliches Training und gezielte Gymnastik unterstützen den Brustmuskel in seiner Funktion als Halteapparat. Ein
kleinerer Busen kann dadurch mehr Volumen erhalten. Gehen Sie
häufiger schwimmen oder besuchen Sie einmal wöchentlich ein
Lady-Fitneß-Center für Bodybuilding.

Das Umkreisen der Brüste mit dem kalten Wasserstrahl beim
täglichen Duschen fördert die Durchblutung der Haut und hält sie

elastisch. Das gleiche gilt für Bürstenmassagen mit einer weichen Naturhaarbürste, und zwar kreisförmig von unten nach oben ausgeführt.

Die weibliche Körperhaut, die durchschnittlich einen halben Millimeter dünner ist als die männliche, verlangt besonders intensive Pflege, und eine gepflegte schöne Hauthülle läßt auch den Busen schöner und straffer aussehen.

Zu Tips für die Pflege von außen siehe zweites Kapitel, »Gesichtshaut und Körperhaut«.

Ernährungsempfehlungen

Damit Ihre Brüste straff und schön bleiben, sollten Sie Nahrungsmittel bevorzugen, die die Vitamine A, B, C und E sowie Eisen enthalten. Dazu zählen

Ziegenmilch, Schafsmilch, Stutenmilch, Kondensmilch (7,5 oder 10 % Fett i. Tr.) ohne Zucker, Joghurt natur (1,5 oder 3,5 % Fett i. Tr.); Sanoghurt, Bioghurt, also Joghurt mit mindestens neunzig Prozent rechtsdrehender Milchsäure), Hüttenkäse, Quark (Magerquark und Quark mit 20 bis 40 % Fett i. Tr.);

Öl in Form von reinem kaltgepreßten Olivenöl oder gereinigtem Rüböl, Sonnenblumenkernöl oder Weizenkeimöl, die vor allem viel Vitamin E enthalten;

die Innereien vom Hammel, Schaffleisch, Rinderlunge und -milz; Frischfisch, wie weißer und schwarzer Heilbutt, Hering, Steinbeißer, Meeräsche, Goldbarsch und Rotbarsch, Schellfisch, Schwertfisch, Forelle, Hecht, Karpfen, Lachs. Echter russischer Kaviar hat verhältnismäßig viel Vitamin D und dazu die wichtigen Mikronährstoffe Kobalt, Mangan, Calcium und Kalium. Wegen ihres hohen Gehalts an Vitamin A und Niacin ist geräucherte Makrele ebenfalls erlaubt.

Austern sind nicht nur reich an Kalium, Calcium, Chrom, Vanadium, Jod und Selen, sondern bieten genügend Vitamin A, die Vitamine des B-Komplexes und etwas Vitamin D. Pfahlmuscheln sollten ebenfalls zwei- bis viermal monatlich auf Ihrem Speiseplan stehen.

Frischer Grünblattsalat und frische Nüsse stellen gleichfalls hervorragende Lieferanten für die gewünschten Mikronährstoffe dar. Wenn Sie gerne Müsli essen, wählen Sie in diesem Falle Buchweizen, Gerste, Grünkern, Dinkel, Hafer und/oder Hirse. Weichen Sie die ganzen Körner über Nacht ein, fügen Sie am nächsten Tag Beeren und andere Früchte hinzu und richten Sie dieses »Frischkornmüsli« mit selbstgepreßtem Orangensaft, Zitronensaft und Grapefruitsaft an.

Aus Grünkern können Sie hervorragende Frikadellen herstellen oder aus Buchweizen schmackhafte Fladen, die Sie mit frisch gedünstetem Gemüse reichen.

Ergänzende Nährstoffe

Vitamin A	bis 25 000 I. E. täglich
Vitamin C	mindestens 3 bis 6 g täglich
Vitamin K	über Sanoghurt, Bioghurt, Weißkohl, Spinat
Vitamin E	300 bis 1200 I. E. täglich
zweiwertiges Eisen	abends 2 Tabletten = 18 mg
Vitamin-B-Komplex mit	
Vitamin B_1	25 bis 50 mg
Vitamin B_2	25 bis 50 mg
Vitamin B_6	50 mg
Folsäure	2000 µg
Niacin	50 mg
Vitamin B_{12}	50 µg
Vitamin D	400 I. E.
Magnesium	800 mg
Calcium	2000 mg
Zink	29 mg
Gamma-Linolensäure	3 × 1–2 Kapseln täglich
Jod	200 µg
L-Carnitin	in Form von Sirup 250–500 mg

Betain-HCI bei Eisenmangel nach Vorschrift.

(Achtung: Eisen empfiehlt sich nur in der zweiwertigen Form, weil es in anderer Form ein Gegenspieler des Vitamin F ist.)

Sechstes Kapitel
Arme, Hände und Fingernägel

Zu einer gepflegten Erscheinung gehören auch schöne, wohlge-
formte Arme. Gerne werden sie bei der täglichen Körperpflege
vernachlässigt, besonders im Sommer läßt sich dies feststellen. Oft
wirken schon die Arme junger Menschen wie von einer grobkörni-
gen Gänsehaut überzogen und fühlen sich wie ein Reibeisen an.
Dieser Zustand deutet auf einen Vitamin-C-Mangel hin. Unterent-
wickelte Armmuskeln oder auffällige Schulterknochen lassen
Schwermetallablagerungen vermuten. Unproportionierte Oberarme – oft ein Schönheitsfehler bei sonst schlanken reiferen Damen
– lassen den Schluß auf eine Ernährung mit zuviel falschen Fetten
zu.

Noch viel mehr verraten die Hände eines Menschen über Gesundheit und Alter. Kein Schönheitschirurg kann alt aussehende
Hände »liften«, auch Altersflecken sind nur sehr schwer zu beseitigen. Beide sind untrügliche Zeichen des tatsächlichen Lebensalters,
auch wenn das Gesicht bei erstem Hinsehen etwas anderes aussagt.
Mit den entsprechenden Rezepten der orthomolekularen Ernährung kann die Haut der Hände genauso lange schön und jugendlich
bleiben wie die übrige Körperhaut.

Hände, Finger und Fingernägel geben dem geschulten Auge Hinweise auf Charakter und Begabung eines Menschen. Fingernägel
sind vor allem für Arzt und Therapeut diagnostische Anhaltspunkte. Oft bereiten sie ihrem Besitzer jedoch Probleme – wenn sie
abbrechen, sich spalten oder weiße Flecken zeigen.

In gesundem Zustand ist der Nagel quergewölbt und weist eine
längsgerichtete Linienstruktur auf. Er ist glatt und fest und hat
einen rosigen Schimmer. Fingernägel wachsen schnell, im Durch-

schnitt etwa einen Millimeter pro Woche. Im Sommer ist das
Wachstum beschleunigt, im Winter verzögert. Und allgemein
wächst der Nagel des Mittelfingers rascher als der des Daumens,
dieser Nagel nützt sich jedoch schneller ab. Wie das Haar bestehen
auch die Nägel hauptsächlich aus Proteinen, daher kann eiweißrei-
che Nahrung sie wirkungsvoll von innen pflegen. Akute Erkrankungen, vor allem aber Stoffwechselstörungen und schwere gesundheitliche Schäden führen zu Veränderungen der Nägel.

Übermäßiges Schwitzen

Der typische Fall
Bei manchen Menschen bleibt jedes Deodorant wirkungslos. Sie
schwitzen übermäßig viel, und der Schweiß riecht sehr unangenehm. In den seltensten Fällen sind hygienische Gründe dafür
verantwortlich. Häufig verbergen Krankheiten sich dahinter, fast
immer eine falsche Ernährung. Das beunruhigt den 36jährigen Pe-
ter, der in seinem Fernsehgeschäft täglich mit Kunden umgeht.
Denn die Geruchsbelästigung sei seinem geschäftlichen Erfolg sehr
abträglich.

Wodurch entsteht übermäßige Schweißproduktion?

Schweiß besteht zu 99 Prozent aus Wasser und zu einem Prozent
aus Kochsalz und anderen Substanzen, wie Carbonaten (Salzen der
Kohlensäure), Harnstoff (dem wasserlöslichem Endprodukt des
Eiweißstoffwechsels), Harnsäure (dem hauptsächlichem Ausschei-
dungsprodukt des Purinstoffwechsels) und flüchtigen Fettsäuren.
Schweiß reguliert die Körpertemperatur.

Das Schwitzen wird vom Nervensystem gesteuert und hängt von
Anstrengung, Nahrungsaufnahme, Aufregung und Wärmeeinwirkung ab. Hat der Körper zuviel Giftstoffe gespeichert – durch
belastete Luft und Nahrungsmittel –, ist der regulierende Mechanismus der Schweißabsonderung gestört. Es kommt zu vermehrter

Schweißbildung, die sehr häufig ein unangenehmer Geruch begleitet.

Zu dessen Verursachern zählt Ammoniak, das in hoher Konzentration zum Zellgift wird und Krämpfe auslösen kann. Ammoniak ist ein natürliches Produkt des menschlichen Stoffwechsels und entsteht durch den Abbau der Eiweißkörper und verschiedener Säuren. Für den Säure-Basen-Haushalt und damit einen lebensnotwendig gleichbleibenden pH-Wert ist Ammoniak bedeutsam. Ein Säureverlust, der mit einer Stoffwechselstörung zusammenhängt und von Durchfall, Erbrechen oder Einnahme von Alkalisalzen (zum Beispiel Natriumcarbonat) ausgelöst wird, bringt den Säure-Basen-Haushalt aus dem Gleichgewicht. Kaliummangel oder die Einnahme von Entwässerungstabletten können dazu führen. Aber auch erhöhter Verzehr von Zucker, der die Bildung von Krankheitserregern im Darm fördert, oder eine Störung des Leberstoffwechsels lassen den Ammoniakanteil in Blut und Gewebe ansteigen und können den Körper dadurch schädigen.

Verfärbt Ihre Kleidung unter den Achseln sich durch die Schweißabsonderung gelbgrün, dann befindet sich zuviel Chrom im Schweiß. Das Spurenelement Chrom ist ein wesentlicher Faktor bei der Zuckerverwertung im Körper, es sorgt für das Gleichgewicht zwischen Über- und Unterzuckerung. Stark chromhaltiger Schweiß kann auf eine Störung des Kohlenhydratstoffwechsels, eine Hypoglykäme oder auf Diabetes hinweisen.

Chrom selbst ist zwar von großer Bedeutung für den Kohlenhydratstoffwechsel, nicht aber die Chromsalze, die dem Organismus sogar schaden können. Gemüse, das in einem mit Klärschlamm gedüngten Boden aufwuchs, ist stark mit Chromsalzen angereichert. In der Industrie verwendete Chromsalze gelangen in die Kläranlagen und lagern sich im Klärschlamm ab. Ebenso kommen Chromsalze in Lederwaren, Gummihandschuhen, Zündhölzern und Putzmitteln vor, und manche Hautsalben enthalten die Chromverbindung Kaliumchromat.

Gefärbter Schweiß mag auch mit einem Befall von sogenannten »farbstoffbildenden Mikroorganismen« zusammenhängen. Sie bilden sich jedoch meistens, wenn beim Schwitzen viel Chrom und Lipofuscin verlorengehen. Hoher Zuckerverbrauch und fettreiche

Nahrung erhöhen die Überlebenschance dieser Bakterien und Pilze, außerdem schwächt eine solche Ernährungsweise das Immunsystem.

Für bräunlich verfärbten Schweiß ist möglicherweise Lipofuscin verantwortlich, er deutet auf eine Stoffwechselstörung hin. Die Substanz enthält Proteine und Cholesterin und besteht aus einem fettähnlichen Stoff mit Eigenfarbe (Pigment), der leicht nach Ammoniak riecht. Je länger Sie sich sehr fettreich ernähren, desto stärker schwitzen Sie das in den Zellen angereicherte Lipofuscin aus.

Wenn der Schweiß äußerst übel riecht und Sie schon krankhaft stark schwitzen, wird oft vermehrt Brom ausgeschieden. Dieses Schwitzen kann ein Hinweis auf eine Schilddrüsenerkrankung oder auf vegetative Störungen sein. Ebenso kann Fieber solchen Schweiß hervorrufen. (Brom, das zum größten Teil in der Schilddrüse angereichert wird, ist ein Spurenelement mit günstigem Einfluß auf die menschliche Psyche.)

Schwere Erkrankungen, wie die Mukoviszidose, Funktionsstörungen von Nieren und Leber können ebenfalls Ursachen für übermäßiges Schwitzen in den Achselhöhlen sein. Krankheiten aber gehören in die Hand eines Arztes, auf sie sei hier nicht näher eingegangen.

Tips für die Pflege von außen

Peinliche Sauberkeit gilt als oberstes Gebot. Häufiges Waschen ist selbstverständlich, verwenden Sie dazu deodorierende alkalifreie Waschstücke* oder Waschlotionen*. Um den Schweißgeruch zu verringern, haben sich Chlorophyll-Tabletten bewährt. Lassen Sie tagsüber mehrmals eine bis zwei Tabletten des sogenannten »Blattgrüns« im Munde zergehen.

Die täglich zu wechselnde Wäsche sollte nur aus reiner Baumwolle, damit meine ich nicht mit Pestiziden verunreinigte Baumwolle, oder Seide bestehen. Nylon und Perlon verstärken den unangenehmen Geruch und regen die Drüsen zu noch stärkerer Absonderung an. Die Kosmetikindustrie bietet zwar viele Deodorants und Eaux de toilette an, aber allzu starke Transpiration läßt sich, falls sie nicht auf eine Krankheit zurückgeht, nur durch eine Änderung der Ernährung und Kontrolle des Stoffwechsels bekämpfen. Außerdem sollte man unbedingt das Rauchen einstellen.

Ernährungsempfehlungen

Die neue Zusammensetzung Ihres Speiseplans berücksichtigt vor allem

○ essentielle Fettsäuren*,
○ Kräutersalz* zum Würzen,
○ pflanzliche Fette*,
○ pflanzliches Eiweiß, etwa aus Tofu*,
○ selenhaltige Nahrungsmittel, wie frischen Fisch und Gemüse aller Art.

Vermeiden Sie tierische Fette, wie sie in Fleisch und Wurst, Butter, Schmalz und Schmelzkäse vorkommen. Salzen Sie Ihre Speisen erst auf dem Teller, also wenn das Essen vor Ihnen steht. Nimmt Salz am Kochprozeß teil, wird Nitrit freigesetzt, und es entstehen Bakterien, die die färbende Schweißabsonderung in der Achselhöhle hervorrufen.

Verzehren Sie täglich einen Becher Joghurt mit einem hohen Anteil an *Lactobacillus acidophilus** beziehungsweise rechtsdrehender Milchsäure von mehr als neunzig Prozent. Schneiden Sie frische Erdbeeren hinein, um den Joghurt fruchtig anzureichern. (Bitte keine fertigen Fruchtjoghurts essen, denn sie enthalten viel Zucker und Fruchtkonzentrate und keine Milchsäurebakterien.)

Achten Sie auf Vitamin-K-haltige Nahrung, das sind Früchte, insbesondere Erdbeeren. Essen Sie Obst am Vormittag, weil der Körper die Nährstoffe bei nüchternem Magen besser verwertet und das Obst für eine bessere Verdauung sorgt.

Auf Obst verzichten müssen Sie allerdings, wenn die zuvor beschriebene *Chrom-Schweißabsonderung* (Chromhidrosis) festgestellt wurde. Verzichten Sie dann auch ganz auf Fleisch, Wurst, Kuchen, Milch und alle Milchprodukte (wie herkömmlichen Joghurt und Käse), Dosennahrung, Gekochtes, Gebratenes und Fabrikzucker. Stellen Sie Ihre Ernährung auf biologisch vollwertige Getreideprodukte um, bereiten Sie zum Beispiel Grünkernfrikadellen, Hafergerichte, bedingt auch Reisgerichte zu, und achten Sie auf proteinreiche Lebensmittel wie Tofu*. Halten Sie die Anti-Pilz-Diät (siehe Anhang) sechs bis acht Wochen lang ein.

Trinken Sie viel, besonders bei hochsommerlichen Temperaturen. Reichliches Trinken führt zwar zu vermehrter Schweißabsonderung, aber wenn Sie zwischen den Mahlzeiten ausreichend, das heißt insgesamt mindestens zwei bis drei Liter Kräutertee* und Wasser* trinken, sorgen Sie für eine bessere Entgiftung des Organismus, nicht nur über den Schweiß, sondern ebenso über den Urin.

Ergänzende Nährstoffe

Vitamin A	10 000 bis 20 000 I. E.
Vitamin B_2, B_6, Pantothensäure	je 50 bis 100 mg täglich
Vitamin C	2 bis 8 g
Vitamin D	bis zu 800 I. E.
Vitamin E	300 bis 1500 mg
Kupfer	bis zu 2 mg
Selen	200 µg
Zink	30 mg und mehr
Lecithin	80 bis 160 mg täglich
Chrom GTF	135 µg täglich.

Dicke Oberarme

Der typische Fall

Yvonne war sehr erstaunt, als ich ihr sagte, daß ihre dicken Oberarme wohl mit zu reichlichem und nährstoffarmem Essen zusammenhingen. Das behaupte ihr Mann auch immer, murrte die fröhliche Enddreißigerin. So ganz kann sie es aber nicht von der Hand weisen. Yvonne ist in Vereinen und Klubs aktiv, lebt offenkundig nach der Devise »Man muß die Feste feiern, wie sie fallen...«

Ernährungsfehler bei zu dicken Oberarmen

Unproportioniert dicke Oberarme weisen stets auf eine zu kalorienreiche oder zu fetthaltige Nahrung hin, auf unkontrollierte, übermäßige Nahrungszufuhr, die eine sogenannte »Mastfettsucht« zur Folge hat. Der Fettsäureabbau im Körper ist gestört, und in entsprechend disponierten Körperregionen, wie in den Oberarmen, lagert sich nicht nur Fett an, sondern auch Wasser.

Bei vielen Menschen – besonders bei Frauen – sind die Oberarme der Bereich, in dem ein Zuviel an Nahrung am schnellsten auffällt. Eine Ernährung mit einem hohen Anteil an tierischen gesättigten Fetten, raffinierten Kohlenhydraten (etwa weißem Zucker), zuckerhaltigen Nahrungsmitteln und weißem Mehl fördert nicht nur Fettgewebe am Bauch, sondern auch in den Oberarmen. Ebenso fehlen in diesem Nahrungsangebot meist pflanzliche Proteine (zum Beispiel aus frischem Gemüse oder Tofu*).

Tips für die Pflege von außen

Neben der Ernährungsumstellung tragen tägliche Knetmassagen und regelmäßige Übungen zu einem Abbau der Fettsubstanz bei. Schütteln Sie die Arme ein paar Minuten locker und kneten Sie sie mit den Fingern von oben nach unten kräftig durch.

Ernährungsempfehlungen

Mehrfach ungesättigte Fettsäuren, wie Linolsäure und Linolensäure, bietet vor allem frischer Fisch. Margarinen aus Pflanzenfett und kaltgepreßte, gute Pflanzenöle (Weizenkeimöl, Sojaöl) enthalten diese Fettsäuren ebenfalls.

Besonderen Wert sollte man auf die Zufuhr von Mangan und Phosphor legen, weil Mangan die Enzyme aktiviert und Phosphor Energie liefert. Die Vitamine der B-Gruppe sorgen ebenfalls für Energie. Der Fettstoffwechsel und der Eiweißstoffwechsel benötigen diese Vitamine.

Reich an Vitaminen der B-Gruppe, Mangan und Phosphor sind
Kalbfleisch und Hammelfleisch; ebenso
Joghurt, Quark und Hüttenkäse; alle Sojaprodukte;
frische Kräuter, wie Petersilie, Dill, Basilikum, Schnittlauch;
Vollwertgetreide, wie Hafer, Gerste, Hirse, Roggen, Weizen (nur
ganzes Korn), Weizenkeime, Weizenkleie, Corn-flakes, unpolierter Reis;
qualitativ gute Teigwaren (Nudeln, Makkaroni, Spaghetti).

Ergänzende Nährstoffe
Vitamin F (aus Fischleberöl-Kapseln)
Vitamin-B-Komplex mit
Vitamin B_2,
Vitamin B_6,
Vitamin B_{12},
Cholin,

Folsäure	bis zu 100 mg
Inositol	500 mg
Pantothensäure	250 mg
Vitamin C	ab 1000 mg und mehr
Vitamin E	bis zu 600 I. E.
Calcium	500 bis 1000 mg
Magnesium	250 bis 500 mg
L-Carnitin für Sportler	500 mg.

Rauhe Ellenbogen

Der typische Fall
Neulich habe es sogar ihr Chef bemerkt, klagt das hübsche 20jäh-
rige Mannequin Helga. Mit solchen rauhen, rissigen Ellenbogen
kann man doch unmöglich im Rampenlicht stehen. Ich beruhige die
junge Frau: Mit äußerlicher und innerer Pflege wird sie bald wieder
glatte, seidenweiche Ellenbogen haben.

Rauhe Ellenbogen – ein Pflegeversäumnis?

Mit zunehmendem Alter verstärken sich die Verhornungsprozesse der Haut. Schuppen lagern sich ab und trocknen aus – begünstigt durch vernachlässigte Pflege, trockene Heizungsluft und rauhes Gewebe der Kleidung. Die Haut sieht grob und uneben aus. An Oberarmen, Ellenbogen und anderen Körperteilen entdecken Sie Schuppen, Krusten, Kanten und Einrisse. Das Einwirken von Arsen oder Teer, zu hohe Strahlungsdosen (Sonne, Röntgenstrahlung), ein Vitamin-A-Mangel, eine entzündliche Erkrankung von Haut, Haaren oder Nägeln oder eine Infektionskrankheit, beispielsweise die Tuberkulose, können ebenfalls Ursache für rauhe Ellenbogen sein.

Tips für die Pflege von außen

Rauhe Ellenbogen lassen sich mit Bimsstein glatt»polieren«, nachdem Sie sie vorher einige Minuten in einem Seifenbad eingeweicht haben. Das Abrubbeln mit Seesand-Mandelkleie ist ebenfalls erfolgreich. Allerdings erfordert diese äußerliche Behandlung etwas mehr Zeit. Die Mandelkleie wird mit etwas Wasser zu einem dicken Brei angerührt, der Brei auf die rauhen Hautstellen aufgetragen, wo er eintrocknen soll. Danach wird die trockene Masse mit der flachen Hand abgerieben. Massieren Sie nach jeder Behandlung, gleich welcher Art, Vitamin-E-Öl in die Haut ein, damit sie nicht wund wird.

Warme Ölbäder eignen sich ebenfalls, um die Hornhaut an den Ellenbogen zu beseitigen. Man braucht dazu zwei kleine Schüsseln und 65 Gramm Weizenkeimöl, Vitamin-E-Öl und Vitamin-A-Öl. Das Ölbad soll warm, aber nicht heiß sein. Die Ellenbogen werden in die mit Öl gefüllten Schüsseln getaucht und sollen darin fünf bis zehn Minuten ruhen. Nach spätestens sechs Ölbädern ist auch die härteste Hornhaut wieder weich und geschmeidig. Das Öl kann mehrmals verwendet werden. Eine weitere Möglichkeit ist ein kleiner Becher (65 bis 100 Gramm) aktiven Nährstoffbades*, das aus Linolsäure, Linolensäure, freien Aminosäuren, dem Vitamin-B-

Komplex, den Vitaminen A und E sowie wichtigen Spurenelementen besteht und vorher im Wasserbad erwärmt wurde.

In besonders hartnäckigen Fällen wird das Öl nach der Behandlung nicht abgewischt, damit es in die Haut einziehen kann. Stülpen Sie Pulswärmer oder abgeschnittene alte Socken über, um Fettflekken in Kleidung oder Bettwäsche zu verhindern.

Wenn Ihre Arme insgesamt eine besonders schöne Haut haben sollen, dann baden Sie sie einmal wöchentlich fünfzehn bis zwanzig Minuten lang in Buttermilch. Zwei Liter genügen, wenn Sie nur die Unterarme in die Schüssel tauchen und die Oberarme ständig mit Hilfe der Handflächen umspülen.

»Ernährungsempfehlungen« und »Ergänzende Nährstoffe« siehe »Faltenreiche Hände«.

Altersflecken

Der typische Fall
Immer wieder habe ich erfahren, daß es offenbar leichter ist, alt zu sein, als alt zu werden. Das bestätigt mir auch Hildegard, die mit 43 Jahren schon erste Anzeichen zu sehen glaubt. Hände lügen nicht, sie verraten das Alter – und Hildegards Hände sind schon jetzt mit braunen Flecken, den sogenannten »Altersflecken«, übersät. Etwas früh, wie ich einräume, und so müssen wir gemeinsam nach anderen Ursachen suchen.

Sind Altersflecken nur altersbedingt?

Eine ästhetisch störende Pigmentanhäufung zeigt sich vorrangig auf den Handrücken, an den Schläfen und Wangen älterer Menschen. Sie kann eine unterschiedliche Ausdehnung erreichen und farblich abgestuft sein.

Falls Sie sich nicht gestoßen haben oder hingefallen sind und Sie »blaue Flecken« bemerken, so geschieht dies dann, wenn eine toxisch-allergische Blutgerinnungsstörung durch Arzneimittel oder einen Infekt vorliegt. Die kleinen Flecken auf der Hand erscheinen dann hellrot oder dunkelrot, später braun, gelb, grün, eventuell auch braunschwarz. Ebenfalls kann ein krankhaft vorgeschädigter Gefäßwandriß mit nachfolgender Blutung bei Blutstauung (Diapedeseblutungen) eine Restpigmentierung verursachen. Bevorzugt treten die »Altersflecken« an erhabenen und dadurch gefährdeten Stellen auf.

Manchmal fehlt der Haut an bestimmten Stellen jegliches Pigment, und sie ist völlig weiß. Auch diese auffallende Hauterscheinung, als »Vitiligo« oder »Weißfleckenkrankheit« bekannt, wird bei Menschen reiferen Alters beobachtet. »Vitiligo« bedeutet die Unfähigkeit der Haut, in bestimmten Hautregionen das Pigment Melanin zu bilden. Dieser in der Jugend schleichend einsetzende Pigmentmangel ruft später eine scharf begrenzte weiße Fläche von ungleichmäßiger, oft zunehmender Größe und Form mit einem überdeutlich pigmentierten, dunklen Rand hervor. Im allgemeinen sind die Betroffenen gegenüber Sonnenlicht erhöht empfindlich. Auf eine nährstoffreiche Ernährung sollte gerade in diesem Fall Wert gelegt werden.

Ernährungsempfehlungen

Vermutlich liegt hier ein Mangel an Vitaminen des B-Komplexes, ganz besonders an den Vitaminen B_{12}, Pantothensäure, B_6, C, E sowie an Zink und Mangan vor. Diese wichtigen Mikronährstoffe können Fisch, wie Renke, Schleie, Karpfen, und Steinobst, wie Aprikosen oder Pfirsiche, vollwertige Getreideprodukte und grünes Gemüse Ihnen geben.

Außer Proteinen liefern Nüsse, Innereien von Rind und Hammel und gute Milchprodukte Ihnen die Vitamine C und die des B-Komplexes.

Essen Sie proteinreich, aber fettarm. Achten Sie besonders auf mehrfach ungesättigte Fettsäuren, wie sie in kaltgepreßten pflanzlichen Ölen und Fetten vorkommen.

Ergänzende Nährstoffe

Die Vitamine des B-Komplexes, vor allem die Pantothensäure und
PABA, sind oral und äußerlich angewendet von großer Bedeutung,
Vitamininjektionen oft eine notwendige Ergänzung.

Vitamin-B-Komplex	50 mg täglich
Pantothensäure	150 bis 300 mg täglich
PABA	100 bis 1000 mg täglich
Vitamin B_6	100 mg
Vitamin C	bis zu 12 g täglich (Toleranzgrenze)
Zinkaspartat	30 bis 60 mg
Mangan	30 mg
Enzym-Kur*	
Salzsäure = Acidum	
hydrochloricum*, eine Basen-	
mischung zur Herstellung des	
Säure-Basen-Gleichgewichts,	
bestehend aus	
Meersalz	2,34 g
Calciumlactat	2,34 g
Natriumcitrat	2,34 g
Silicium	2,34 g
Kaliumhydrogencarbonat	11,72 g
Natriumsulfat	11,72 g
Natriumhydrogencarbonat	117,22 g.

Faltenreiche Hände

Der typische Fall

Daß Margret schon fünfzig Jahre sein soll, kann ich kaum glauben.
Sie wirkt frisch und jugendlich schwungvoll. Ihr bisheriges Leben
war bunt und abwechslungsreich, Margret ist mit einem bekannten
Künstler verheiratet.

Nur ihre Hände bereiten ihr Sorgen. Sie sind auffallend weiß und
faltenreich und wirken nahezu greisenhaft. In unserem Gespräch

stellen sich bald ein paar Ursachen heraus: Margret hat immer viel mit Spül- und Putzwasser hantiert, denn in früheren Jahren hatte das Ehepaar stets viele Gäste. Und sie hat versäumt, diese übermäßige Belastung durch eine sorgfältige Handpflege auszugleichen.

Was ist Ursache der Faltenbildung?

Mangelhafte Ernährung, zuviel Nikotin und psychische Belastungen sind sehr oft der Grund für die übermäßige Faltenbildung. Dabei bedingen diese drei Faktoren einander häufig – seelische Probleme verleiten zu erhöhtem Zigarettenkonsum und zu wahllosem, unbedachtem Essen. Arbeitsüberlastung, zu viele Termine lassen angeblich keine Zeit für bewußte Ernährung und ruhiges Essen. Die starke Faltenbildung, besonders an den Händen, erlaubt Rückschlüsse auf die Gewohnheiten des Betreffenden. Zigaretten auf nüchternem Magen, Hast und unzuträgliche Ernährung begünstigen das Entstehen »freier Radikaler« im Körper, die sich mit wertvollen Nährstoffen verbinden und diese so für den Organismus unverwertbar werden lassen.

Nach gegenwärtigem Wissensstand zählen freie Radikale zu den Miturhebern vieler Funktionsstörungen der körpereigenen Abwehr und vor allem vorzeitigen Alterns. Vorzeitige Faltenbildung und Alter treten ein, wenn die körpereigenen Schutzmechanismen gegen freie Radikale versagen. Ein besonders hohes Risiko trifft in diesem Zusammenhang die Raucher. Aber auch durch die Luftverschmutzung, denaturierte Nahrungsmittel und Alkoholmißbrauch bilden sich vermehrt Radikale im Körper. Diesem Ansturm sind seine Schutzmechanismen oft nicht mehr gewachsen.

Tips für die Pflege von außen

Eine besondere Gymnastik hilft Ihren Händen, länger jugendlich zu bleiben. Gewöhnen Sie sich an, jeden Morgen nach dem Duschen folgende Übungen auszuführen:
○ Fäuste kräftig schließen und öffnen,

○ Finger im Wechsel spreizen und schließen,
○ Finger im Wechsel einzeln beugen und strecken,
○ Handflächen fest gegeneinanderdrücken, diese Spannung sechs
   Sekunden halten.

Waschen und reinigen Sie Ihre Hände mit einem Milchserum-
Waschstück oder Calendula-Waschstück*, das seifenfrei und alka-
lifrei und mit natürlichen Spurenelementen, Proteinen, Vitaminen
und Aminosäuren versetzt ist. Diese Waschstücke enthalten neben
waschaktiven Substanzen aus pflanzlichen Fetten und Ölen eine
Kombination aus fein eindringenden (pflegenden) und deckenden
(schützenden) Ölen, wie Calendulaöl (Ringelblumenöl), Karotten-
öl, Weizenkeimöl, Sonnenblumenöl, Sojaöl und Sesamöl. Ihr pH-
Wert liegt um 5,5.

Wegen der Rückfettung stellen Ölhandbäder und Cremehandbä-
der empfehlenswerte Zusatzmaßnahmen zur Pflege trockener Al-
tershaut dar. In die Haut der vorgereinigten, durchwärmten Hände
können die Wirkstoffe besonders gut eindringen.

Mit zunehmendem Alter bedürfen Ihre Hände des täglichen
Eincremens, weil die hauteigenen Schutzstoffe sich durch das Hän-
dewaschen lösen. Wählen Sie Pflegemittel mit Vitamin-E-Öl und
Vitamin-A-Öl. Sie glätten die Hautoberfläche, schützen vor dem
Abdunsten hauteigener Feuchtigkeit und vor Negativreizen von
außen. Massieren Sie die Pflegepräparate nach jedem Duschen und
Händewaschen sanft in die noch feuchte Haut ein.

Eine hervorragende unterstützende Maßnahme ist die Sauna,
weil sie die mit zunehmendem Alter nachlassenden Abwehrkräfte
stärkt.

Ernährungsempfehlungen

Wählen Sie sauerstoffreiche Nahrung, also viel frisches Gemüse,
das kurz (etwa zehn Minuten) in wenig Wasser und einem Schuß
Weizenkeimöl gedünstet wird. Das Öl liefert wertvolle ungesättigte
Fettsäuren. Safloröl, Sonnenblumenkernöl und Olivenöl (erste
Pressung) eignen sich ebenso.

Achten Sie beim Einkauf auf einen Hinweis wie »Ausgesuchte sonnengereifte keimfrische Kerne, die schonend kaltgepreßt worden sind (maximal 40 Grad Celsius) und ohne Verwendung von chemischen Lösungsmitteln gewonnen.« Denn ohne weitere chemische Behandlung bleiben die natürlichen Fettbegleitstoffe erhalten. Der hohe natürliche Gehalt an Vitamin E sollte in einem ausgewogenen Verhältnis zum Anteil an Linolsäure (mehrfach ungesättigte Fettsäure) von fünfzig bis siebzig Prozent und dem an Ölsäure (einfach ungesättigte Fettsäure) stehen.

Weitere gute Fettlieferanten, Proteinspender und Vitaminlieferanten sind frische Pekannüsse (vor allem in der warmen Jahreszeit, weil sie haltbarer als Walnüsse sind), frische, ungeschälte Erdnüsse (frische werden selten von Schimmel befallen), frische Walnüsse (»Grenoble-Ware« oder »Jumbo-Hardley« sind von guter Qualität – Vorsicht beim Kauf vor dem 1. November, denn die meisten Walnüsse sind um diese Zeit aus alter Ernte, die den Sommer über in Kühlhäusern gelagert wurde), süße Mandeln (etwa »Süße Bari«, bittere Mandeln sind giftig), Kokosnüsse, Haselnüsse (wie »San Giovanni« oder »Runde Römer«, Haselnüsse haben besonders viel Selen, einen bedeutenden Zellschutzfaktor), frische Cashewnüsse (am besten aus Tansania), das festsitzende braune Häutchen dient als natürliches Konservierungsmittel und bewahrt sie vor dem Ranzigwerden. Hellhäutige Haselnußkerne sind immer neue Ernte, je älter die Nuß ist, desto dunkler das Häutchen.

Die Kokosnuß ist ballaststoffreich. Ihr Fleisch enthält viel Vitamin B_1, B_6 und Folsäure, ebenso Cystin, Histidin und Methionin, die das Immunsystem stärken, und Tryptophan, das zusammen mit Vitamin B_6 die Psyche günstig beeinflussen kann.

Für andere wichtige Nährstoffe sorgt Kokosnußmilch, die viel Kalium und Chloride aufweist (Kalium unterstützt das Herz, Chloride fördern die Magensäureproduktion), ebenso die Vitamine Pantothensäure und Vitamin B_6. Frischer Lachs liefert die wichtigen Elektrolyte, Jod, Bor, Selen, Magnesium, Kalium und die Vitamine A, D, Niacin und Folsäure.

Ergänzende Nährstoffe
Vitamin-B-Komplex mit

Vitamin B$_1$	50 bis 100 mg täglich
Pantothensäure	50 bis 100 mg täglich
Vitamin B$_6$	50 bis 100 mg täglich
Vitamin B$_{12}$	50 bis 100 µg täglich

D-Gluconsäure-6-
[bis-(1-methylethyl)]-aminoessigsäure

Magnesium	bis zu 500 mg täglich
Zink	bis zu 160 mg täglich
Vitamin A	bis zu 25 000 I. E. täglich
Vitamin C	mit Bioflavonoiden, Rutin und Hesperidin je schwächer die Körperabwehr, desto höher die Dosierung
Vitamin E	bis zu 800 I. E. täglich
Ubichinon	bis zu 40 µg täglich
L-Cystein, L-Carnitin	je 2 g täglich morgens nüchtern.

Brüchige, fleckige Nägel

Der typische Fall
Als die aparte Frau mir gegenüber sagt, sie sei wegen ihrer Fingernägel zu mir gekommen, will ich es kaum glauben. Die Nägel sehen makellos aus, sind sehr lang und lackiert. Kleinlaut räumt die 45jährige Handelsvertreterin ein, das seien nicht ihre eigenen, sondern aufgeklebte Nägel. Denn die eigenen Nägel würden ständig brechen und einreißen, und sie könne mit solchen Nägeln doch keine Kunden besuchen. Nun, eines muß ich ihr gleich sagen: Die künstlichen Nägel und der Lack tragen nur noch erheblich zu Verschlimmerung ihres Problems bei.

Welche Ursachen sind möglich?

Außer einem Mangel an Schwefel, Proteinen, Mineralstoffen, Vitaminen mag der Grund Nagellackentferner von schlechter Qualität oder das Hantieren in scharfen Waschmitteln und Spülmitteln sein. Ebenso entstehen brüchige, splitternde Fingernägel oft als Folge von Pflegesünden, zum Beispiel von zu kräftigem Feilen, das außerdem die Nagelhaut verletzt.

Ungesunde Nägel können jedoch ebenfalls das Ergebnis einer Drüsenstörung (etwa einer Unterfunktion der Schilddrüse) sein. Nicht nur ein Mangel an Vitamin A, Eisen und bestimmten Proteinen, sondern auch Arzneimittel oder die Antibabypille vermögen das Wachsen der Nägel zu beeinträchtigen.

Trockene, sehr dünne, brüchige Nägel mit weißen, nicht durchsichtigen Flecken entstehen durch Proteinmangel oder Zinkmangel.

Trocken und brüchig, aber ohne weiße Flecken, können Nägel werden, wenn Sie an einem Vitamin-A-Mangel oder Calciummangel leiden. Brüchigkeit und gleichzeitiges Auftreten von horizontalen oder vertikalen Furchen löst zumeist ein Mangel an Vitaminen der B-Gruppe aus. Diese Vitamine und Vitamin C bekämpfen aber unter anderem Bakterien, die sich unter den Nägeln ansiedeln.

Niednägel, also Einrisse am zu weit vorgewachsenen und deswegen ausgerissenen Nageloberhäutchen, lassen in der Regel einen Protein-, Folsäure- und Vitamin-C-Mangel vermuten.

Trockene, brüchige, dünne und flache Nägel entstehen auch durch einen Eisenmangel, der jedoch mit einem Mangel an einigen B-Vitaminen begleitet wird.

Sämtliche Nagelabnormitäten weisen stets auf eine mangelhafte Ernährung und zum Teil auf eine Minderung der Sauerstoffzufuhr hin. Zum Beispiel die dick gewölbten, runden sogenannten Trommelschlegel- oder Uhrglasnägel sind stets Hinweise darauf. Außerdem auf starke Blähungen, Verstopfung, Darmbakterien; auch als Folge eines angeborenen Herzfehlers, einer Lungenentzündung oder eines Bronchialasthmas. Uhrglasnägel erkennen Sie an den in Längsrichtung übermäßig gewölbten Fingernägeln und dick geschwollenen Fingerkuppen.

Deshalb traktieren Sie Ihre Nägel im Problemfeld nicht unnötig, was den Zustand nur verschlimmert. Stellen Sie besser sofort Ihre Ernährung um.

Tips für die Pflege von außen

Feilen Sie Ihre Nägel (nicht schneiden!) mit einer guten Sandblattfeile oder Diamantfeile möglichst so kurz, daß sie die Fingerkuppe gerade noch gut schützen. Ein »natürlicher« und »ungefährlicher« Nagellack wurde bis jetzt nicht erfunden, tragen Sie Nagellack deshalb zu bestimmten beziehungsweise besonderen Anlässen auf. Lassen Sie den Lack nicht allzu lange auf den Nägeln: Er nimmt dem Nagel die Luft zum Atmen. Verwenden Sie nur gute ölhaltige Nagellackentferner. Tragen Sie bei der Hausarbeit qualitativ hochwertige, gefütterte Gummihandschuhe oder enganliegende Einmalhandschuhe, wie Ärzte sie benutzen.

Kurze Nägel sind hygienischer – auf unserer Handfläche wimmelt es von etwa 60 000 Keimen »bodenständiger Hautflora«. Unter langen Fingernägeln haben Fremdbakterien den besten Nistplatz, wie sorgfältig Sie die Hände auch reinigen.

Das natürliche Mineral Schwefel bildet einen wirksamen Schutz gegen Bakterien und Pilze. In den menschlichen Körper gelangt es über die Nahrung. Äußerlich läßt Schwefel sich in Form von Bädern, Lotionen, Pasten, Pinselungen, Salbe, Puder oder Seife anwenden.

Ernährungsempfehlungen

Einer eiweißreichen und vitaminreichen Ernährung, vor allem mit den Vitaminen A, D und der B-Gruppe (für einen verbesserten Eisenstoffwechsel), gebührt der Vorzug. Unpolierter Reis, gute Milchprodukte mit mindestens 95 Prozent rechtsdrehender Milchsäure und viel frisches Gemüse mit pflanzlichen Proteinen sollten Ihre Hauptnahrung bilden. Verringern Sie Ihren Fleischkonsum und erhöhen Sie – wenn Sie mit gemischten Gemüseplatten, Grünkernfrikadellen oder ähnlichem nicht zufrieden sind – den Fisch-verzehr. Schwefelhaltige Nahrungsmittel sind Gemüse aller Art, die ebenfalls hohe Konzentrationen an Vitaminen der B-Gruppe auf-weisen.

Ergänzende Nährstoffe
Proteinbausteine, wie L-Phenylalanin, L-Carnitin, L-Cystein

Vitamin A	bis zu 50 000 I. E. täglich
Vitamin-B-Komplex	mindestens 10 bis 50 mg täglich
Folsäure	800 µg täglich
Vitamin B_{12}	50 µg täglich
Vitamin C	bis zu 4 g täglich und mehr
Calcium	bis zu 500 mg
zweiwertiges Eisen	18 bis 40 mg täglich
Zink	bis zu 40 mg täglich.

Nägelkauen

Der typische Fall
Sascha kommt wegen seines bevorstehenden Examens, das er ohne Lampenfieber absolvieren möchte. Vitamine, habe er gehört, wür-den die Nerven beruhigen. Mir fällt sofort auf, daß sämtliche Fin-gernägel abgeknabbert sind. Der 26jährige junge Mann wirkt sehr introvertiert, was er auf seine Erziehung mit viel Zwang und Gehor-sam zurückführt. Angst sei sein ständiger Begleiter – und unbewußt beginnt er, an den Nägeln zu kauen.

Welche Ursachen mag es haben?

Nägelkauer leiden oft an einer Überfunktion der Schilddrüse, ebenso mag eine Bindegewebsschwäche die Ursache sein. Oft kla-gen sie über Rückenschmerzen aufgrund einer Haltungsschwäche. Kurzgekaute Nägel, die brüchig und trocken sind, weisen ferner auf chronische Entzündungen oder eine Zuckerkrankheit hin.

Abgesehen von psychischen Ursachen – Nägelkauer sind leicht
erregt und reagieren überempfindlich – liegt in den meisten Fällen
ein Mangel an Vitaminen und Mineralien vor. Es fehlen Calcium,
Magnesium, Kieselsäure und andere Mineralstoffe. Manchmal lassen psychische Ursachen die Nägel brüchig werden, die dann leichter zu kauen sind. Im übrigen verraten stumpfe, abgekaute oder
flache Nägel häufig eine Person, die »verbissen« Geld und Erfolg
nachjagt.

Nägelkauer können sehr jähzornig sein. Lange Zeit erscheinen sie
als sehr geduldige Menschen, ruhig, zuvorkommend, höflich, aber
eine nicht eingeplante unangenehme Situation kann sie vollkommen
aus der Fassung bringen. Sie reagieren daraufhin gekränkt, heftig
erregt – und das Nägelkauen beginnt.

Tips für die Pflege von außen

Ein Siliciumbalsam* hat sich bei brüchigen und gesplitterten Nägeln bewährt. Tragen Sie ihn dreimal täglich wie eine Maske auf,
lassen Sie ihn jeweils für zehn Minuten einwirken, danach abwa-
schen.

Ändern schlechte Ernährungsgewohnheiten sich und hört das
Nägelkauen auf, so sind die Nägel nach regelmäßiger Anwendung
dieser Maske etwa drei Monate später wieder fest und widerstands-
fähig.

Ernährungsempfehlungen

Reichlich Kalium, Magnesium, Calcium, Chrom, Molybdän und
Vanadium, Phosphor, Jod, Bor, Selen und Silicium kommen in
Bananen vor. Mit ihrem hohen Nährstoffgehalt und erheblichen
Sättigungseffekt gelten Bananen als Mahlzeit für sich und sind ideal
für den Hunger zwischendurch. Ungeschwefelte Rosinen liefern
zusätzlich Mikronährstoffe, und zwar vor allem Kalium, Phosphor,
Beta-Carotin, Vitamin B_2, etwas Magnesium, Calcium, Chlorid
und Bor, dazu Spuren von Eisen, Kupfer, Zink und Molybdän.

Früchte, wie Erdbeeren, Himbeeren, Blaubeeren, Brombeeren, Sanddornbeeren, Kiwis, sind gleichfalls wertvoll. Die Hagebutte ist als Wildfrucht so reich an Nährstoffen wie die Banane, das gleiche gilt für die süße Vogelbeere. Mit der *Avocado* lassen sich wohlschmeckende Salatplatten zubereiten, am besten zusammen mit frischen Kräutern, wie Basilikum, Zitronenmelisse, mit Baumtomaten und Blattsalaten. Gute Silicium-Quellen sind weiße Rüben, etwas weniger Silicium findet sich in Rettich, Spuren in roter Bete, Pastinake und Meerrettich. Gemüse jeder Art gehört selbstverständlich dazu, nach biologischen Anbaumethoden gezogen, versorgt es uns reichlich mit den genannten Nährstoffen. Essen Sie häufig Fisch, wie Rotbarsch oder Goldbarsch, Meeräsche, Makrele, Lengfisch, Limande, Kabeljau, weißen Heilbutt, Grenadier, weil diese Fische reich an Proteinen, Schwefel und Vitamin A sind – Substanzen, aus denen unsere Nägel aufgebaut sind.

Besonderer Tip

Als Zwischenmahlzeit ist ein Becher Joghurt zu empfehlen, in den Sie Gelatine hineingeben. Gelatine besteht aus Eiweißstoffen mit hohem Aminosäuregehalt.

Ergänzende Nährstoffe

Silicium	2× täglich 1 EL Silicium-Balsam (etwa 3 Monate lang)
Vitamin-B-Komplex	bis zu 250 mg täglich
Niacin	bis zu 500 mg täglich
Folsäure	400 mg
Vitamin B_6	bis zu 100 mg
Lecithin	1–2 Teelöffel
Magnesium	bis zu 500 mg täglich
Vitamin C	2 bis 4 g täglich.

Siebtes Kapitel
Bauch und Gesäß,
Übergewicht – Untergewicht

Gerade Bauch, Gesäß und Hüften geben über Ernährungsfehler, mangelnde Nährstoffe und Bewegungsmangel Auskunft. Stoffwechselstörungen können die Ursache sein, wenn in diesem Bereich Probleme auftreten. So haben radikale Schlankheitskuren oft schwere Funktionsstörungen zur Folge, da sie den Magen-Darm-Trakt in Mitleidenschaft ziehen und das Eindringen krankheitserregender Bakterien fördern. Sogar eine Überfunktion der Schilddrüse kann das Ergebnis solcher – nutzloser und gefährlicher – Diätversuche sein.

Abgesehen von den gesundheitsschädlichen Auswirkungen haben die »Schnell-Schlank-Diäten« noch die ungünstige Nebenerscheinung, daß Sie Ihrem Körper zuwenig Nährstoffe zuführen. Es entsteht nicht nur ein Mangel an lebenswichtigen Vitaminen, Spurenelementen, Mineralien und Aminosäuren, sondern ein Teufelskreis, der die mühsam abgehungerten Pfunde allzu rasch wieder wachsen läßt: Der Körper verlangt nämlich nun heftig nach den lebenswichtigen Nährstoffen – unbezwingbares Hungergefühl meldet sich. Weil der Organismus seinen Nährstoffmangel ausgleichen möchte, essen Sie um so mehr, viel mehr als zuvor.

Wer mit »Proportionsstörungen« kämpft, sollte bedenken, daß bei den heutigen Lebensgewohnheiten wenig Energie verbraucht wird. Streichen Sie deshalb alles aus Ihrem Speiseplan, das nur »leere« Kalorien (Joule) enthält. Kalorienreiche und nährstoffarme Lebensmittel tragen nur zur Fettansammlung an kritischen Stellen bei. Solche Lebensmittel mit leeren Kalorien sind Zucker, Weißmehl und daraus hergestellte Produkte, manche Fertigprodukte oder Nudelgerichte.

Wenn Sie Ihre Nahrung bewußt zusammenstellen, brauchen Sie sich um Ihre Linie nicht zu sorgen, denn die richtige Lebensmittelkombination gewährleistet eine gute Verdauung und bei Übergewicht einen Gewichtsverlust. Die orthomolekulare Ernährung verschafft die notwendige Energie, belebt und stärkt den ganzen Körper. Eine solche Ernährung mit ausreichend Gemüse, Obst und Salat enthält auch genügend Ballaststoffe, also unverdauliche Pflanzenfasern, die die Darmtätigkeit anregen.

Verstopfung

Der typische Fall
Obwohl sie schon von vielen Leuten auf ihre ungesunde Ernährungsweise angesprochen wurde, kam Friederike zu mir. Ihr Problem war häufige Verstopfung. Und als ich mir anhörte, wie die 25jährige Kauffrau lebte, erklärte sich vieles. Hie und da aß sie ein belegtes Brötchen, zwischendurch ein Stück Kuchen, gern führte sie sich ein Gläschen Sekt zu Gemüte und genoß reichlich Kaffee und Zigaretten.

Welche Ursachen hat Verstopfung?

Die Gründe für das verlängerte Verweilen des Stuhls im Dickdarm sind in den meisten Fällen ein »träger« Darm oder eine dauerhafte Einengung des Darmkanals infolge von Verwachsungen. Zahlreiche Begleiterscheinungen von ernsthaften Krankheiten können ebenfalls chronische Verstopfung auslösen, dies sollte jedoch ein Arzt abklären.

Im allgemeinen aber bilden zuwenig Bewegung und falsche Ernährung, die arm an Flüssigkeit oder Ballaststoffen ist, die Gründe für diese Fehlsteuerung.

Am häufigsten tritt eine Verstopfung nach längerer Einnahme von Antibiotika oder Abführmitteln auf – die an der eigentlichen Ursache nichts zu ändern vermögen. Im Gegenteil, sie verschlimmern den Zustand. Denn Abführmittel lösen nicht nur Verstopfung aus, sondern ebenfalls einen starken Befall mit krankheitserregenden Darmbakterien. Chronischer Mißbrauch der Mittel läßt außerdem den Darmmuskel erschlaffen, weil er selbst nicht mehr arbeiten muß. Die Nahrung gärt und fault im Darm, das Signal zur Entleerung wird nicht mehr weitergegeben.

Streß oder Aufregung können vorübergehend ähnliche Symptome auslösen. Sie werden von einem unbehaglichen Völlegefühl gequält, das von extremer Ermüdbarkeit, Nervosität und Ängstlichkeit begleitet ist.

Ernährungsempfehlungen

Sie benötigen kein Abführmittel, wenn Sie faserreiche Nahrung zu sich nehmen: Gemüse, ungeschälten Reis, Sauerteigbrote aus geschrotetem Korn (vom »Biobäcker«). Diese Lebensmittel lassen das Stuhlvolumen weicher und umfangreicher werden, sie aktivieren den erschlafften Darm, der Stuhl wird leichter und rascher ausgeschieden.

Fetthaltige Nahrung – hierbei denke ich an Butter – vermag wertvolle Hilfestellung gegen Verstopfung zu geben, weil sie an der Schleimhautwand des Darmes wie Schmieröl wirkt. Andere nützliche Lebensmittel sind Knoblauch, Sanoghurt oder Joghurt mit *Lactobacillus acidophilus** und Früchte, insbesondere Äpfel, Papayas, frische Ananas, Backpflaumen und Feigen, die die Darmtätigkeit ebenfalls stimulieren, und Ballaststoff-Preßlinge*.

Zu Ballaststoffen benötigt man viel Flüssigkeit. Trinken Sie daher mindestens drei Liter Früchtetee oder Kräutertee pro Tag oder »stille«, natriumarme Wässer*, keine kohlensäurehaltigen; Molkegetränke*, die ebenfalls einen guten Einfluß auf die Verdauung haben, sind nur erlaubt, wenn kein Milchschimmelpilz sich im Darm angesiedelt hat.

Essen Sie viel Süßwasserfisch und Meeresfisch, die Ihnen unter anderem die notwendigen fettlöslichen Vitamine liefern. Pistazien, Erdnüsse und Paranüsse sind reich an Fett und Eiweiß und enthalten neben den Vitaminen der B-Gruppe die fettlöslichen Vitamine

A und E. Da sie vor dem Verzehr nicht verarbeitet werden müssen, bilden sie bedeutende »Frischkostbestandteile« der Vollwerternährung, die außerdem eine Vielzahl von Mineralstoffen, wie Calcium, Phosphor, Eisen und Magnesium bereitstellen. Das Eiweiß der Nüsse hat eine hohe biologische Wertigkeit, ihr Fett viele ungesättigte Fettsäuren.

Ergänzende Nährstoffe
Vitamin A   25 000 I. E.
(aus dem Fischleberöl)

Sehr großer Bauch

Der typische Fall
Wer den Schaden hat, braucht bekanntlich für den Spott nicht zu sorgen. Dies erfährt der 61jährige Max in jüngster Zeit häufig. Er ärgert sich darüber, daß er überall wegen seines »Bierbauchs« verspottet wird. Dabei mag er kein Bier, treibt regelmäßig Sport und besucht die Sauna. Er hat sich überlegt, daß dieser unförmige Bauch wohl mit seiner Ernährung zusammenhänge, und kommt deshalb zu mir in die Beratung.

Ein dicker Bauch kann viele Ursachen haben

Ein übermäßiger Bauchumfang kann äußeres Zeichen verschiedener Krankheiten sein. Auf sie sei hier nicht eingegangen, da unser Thema nur die Probleme sind, die durch Fehlernährung entstanden. Deshalb gebe ich ganz allgemeine Ernährungsempfehlungen, die zu einer Verringerung des Bauchumfangs führen.

Allgemeiner Tip

Bei Frauen nimmt manchmal der Bauchumfang zu, wenn die Antibabypille nicht vertragen wird. Stellen sich außerdem Kopfschmerzen und andere ungewohnte Symptome ein, sollten Sie die Pille nach Absprache mit Ihrem Frauenarzt wieder absetzen. Nach einiger Zeit reguliert der Hormonstoffwechsel sich, und Sie erlangen Ihren normalen Bauchumfang wieder.

Ernährungsempfehlungen

Meiden Sie alle Zucker, Zuckerersatzstoffe und Süßstoffe, ebenso Zigaretten (im Zigarettenfilter befinden sich 65 Prozent Zucker), Weißmehle, Kuchen und Brötchen, also alle raffinierten Kohlenhydrate.

Verwenden Sie nur Fette mit mehrfach ungesättigten Fettsäuren, wie pflanzliche Margarine* und kaltgepreßte Pflanzenöle, wie Weizenkeimöl, Sonnenblumenöl, Avocadoöl, Safloröl, Leinöl, Walnußöl, Sojaöl.

Nehmen Sie Ballaststoffe in Form von viel (rohem oder nur leicht gedünstetem) Gemüse oder Preßlingen zu sich und essen Sie Salate, die Sie mit den eben genannten Ölen und einem guten Essig zubereiten. Richten Sie Ihren Salat mit viel frischen Kräutern und Nüssen an. Wählen Sie proteinreiche Mahlzeiten mit Milchprodukten, die über neunzig Prozent rechtsdrehende Milchsäure aufweisen. Dazu zählen Hüttenkäse, Quark, Joghurt, Dickmilch und Sauermilch. An Fleisch empfiehlt sich Lammfleisch besonders, an Fisch Kabeljau und Rotbarsch.

Im übrigen gelten dieselben Hinweise wie in den Ernährungsempfehlungen bei Verstopfung.

Ergänzende Nährstoffe

Vitamin-B-Komplex à 50 mg	2 Tabletten täglich
Vitamin B_2	10 mg
Vitamin B_6	bis zu 50 mg
Vitamin B_{12}	bis zu 100 µg täglich

Cholin	500 mg
Folsäure	2× täglich 400 µg
Pantothensäure	250 mg
Inositol	500 mg täglich
Vitamin C	1 g und mehr täglich
Vitamin E	bis zu 600 I. E. täglich
Calcium	500 bis 1000 mg
Magnesium	250 bis 500 mg.

Blähungen

Der typische Fall

Der 17jährige Heiko, ein aufgeweckter Gymnasiast, geht nicht mehr gern unter Menschen. Er leidet furchtbar unter Blähungen. In der Familie wird unregelmäßig gegessen, weil beide Eltern arbeiten. Mittags holt Heiko sich einen Hamburger, zu Abend ißt die Familie erst nach neun, weil die Mutter aufgrund ihrer beruflichen Tätigkeit spät heimkehrt.

Wodurch entstehen Blähungen?

Blähungen treten am häufigsten bei Darmstörungen auf. Zwei Ursachen für die Entstehung von Flatulenz, wie der medizinische Ausdruck für Blähungen lautet, können verschluckte Luft oder freigesetzte Gase durch fäulniserregende Bakterien in unverdauter Nahrung sein. Zumeist trifft beides zusammen.

Daß Sie Luft schlucken, kann leicht während des Essens und Trinkens vorkommen, wenn es zu hastig geschieht, wenn Sie beim Essen an Probleme denken oder bei Tisch Gespräche führen. Dann sind die Darmenzyme, für den Stoffwechsel unentbehrliche Eiweißkörper, überfordert.

Zu häufig auftretende Blähungen können den Elektrolythaushalt negativ verändern und Ihre Leistungsfähigkeit verringern. Streß, nervliche Belastung, Verstopfung, Schluckbeschwerden und eine

Herzmuskelschwäche lösen manchmal ebenfalls verstärkt Blähungen aus. Liegt keine Verdauungsstörung vor, sind sehr wahrscheinlich psychische Probleme die Ursache.

Manche Lebensmittel tragen leicht zu Blähungen bei: Brot, Äpfel, Milchprodukte (weil deren Milchzucker mangels ausreichender Enzyme in der Darmschleimhaut, im Magen und Darm nicht gespalten werden kann). Bohnen enthalten ebenfalls durch die Verdauungsenzyme nichtspaltbaren Zucker. Gewisse Gemüsesorten, wie Salatgurken und Weißkohl, auch Früchte und Weizenkeime können Blähungen verursachen, ebenso Gebratenes und konzentrierter Zucker in Trockenfrüchten.

Allgemeiner Tip

Einfache Hilfsmittel sind der tägliche Spaziergang, Bauchrollen, Leibmassagen und Bauchtraining auf dem Boden: Legen Sie beide Füße unter einen festen Gegenstand, winkeln Sie die Knie leicht an, legen Sie beide Hände unter Ihren Nacken und lassen Sie sich durch das Becken langsam hochziehen. Dazu atmen Sie ein. Lassen Sie nicht den Rücken arbeiten, sondern Bauch und Becken. Beim Hochziehen einatmen, beim Zurücklegen ausatmen.

Bauchübungen sind deshalb hilfreich, weil die im Darm entstehenden Gifte sonst den gesamten Organismus beeinträchtigen können.

Ernährungsempfehlungen

Meiden Sie die zuvor erwähnten Nahrungsmittel. Bei ungeschwefelten Trockenfrüchten läßt der Zuckergehalt sich durch Kochen oder Einwässern abschwächen.

Wählen Sie fermentierte, enzymangereicherte Nahrung, wie Sanoghurt oder Joghurt mit mindestens neunzig Prozent rechtsdrehender Milchsäure und Buttermilch, die die Verdauung positiv beeinflussen. Die in der Anti-Pilz-Diät (siehe Anhang) aufgeführten Lebensmittel lassen die für uns notwendigen, »freundlichen«

Darmbakterien gedeihen. Diese Milchprodukte werden auch von Menschen vertragen, die aufgrund eines Mangels an dem Enzym Lactase im Darm nicht in der Lage sind, Milchsäure zu spalten. Weitere günstige Lebensmittel sind Zitronensaft und Obstessig. Unter den Gewürzen sind es vor allem Knoblauch, Anis, Fenchel und Kümmel, welche die Verdauung anregen, den Magensaft verbessern, die Anzahl fäulniserregender Bakterien herabsetzen, die Verdauungsbeweglichkeit fördern und solchermaßen den Blähungen entgegenwirken.

Ergänzende Nährstoffe

Vitamin-B-Komplex	
mit Vitamin B_1, B_2, B_3, B_6	2× täglich 50 mg
Vitamin B_{12}	100 µg
Folsäure	800 µg
Biotin	100 µg
Cholin und Inositol	2× täglich 50 mg
Pantothensäure	500 mg
Salzsäureprodukt*	
Verdauungsenzyme*	
als Kuranwendung	
Lactobacillus acidophilus.	

Wenn keine organische Störung vorliegt, können Sie die Gasbildung mit Hilfe von täglich 500 mg Pantothensäure (zusätzlich zu den Mahlzeiten) senken. Die Vitamine der B-Gruppe verhelfen dem Darm zu einem besseren Bewegungsvermögen und daher zu einer besseren Verdauung.

Orangenhaut (Cellulite)

Der typische Fall
Gebräunt und sichtlich gut erholt kehrt Anneliese aus dem Urlaub zurück. Ich frage mich, was sie in meine Praxis führt, denn sie sieht keineswegs krank aus. Doch schon nach der Begrüßung fällt das Stichwort: Die Orangenhaut an ihren Oberschenkeln ist ihr im Badeanzug wieder einmal besonders aufgefallen, und sie möchte etwas dagegen unternehmen. Trotz ihrer Abneigung gegen jede sportliche Betätigung ist sie sogar bereit, sich in einem Gymnastik-klub anzumelden. Ebenso rate ich ihr, zunächst einmal den Speise-zettel zu überprüfen.

Wodurch entsteht Orangenhaut?

Fälschlicherweise wird die Orangenhaut oft »Cellulitis« genannt. Die Bezeichnung trifft aber nicht zu, denn die Cellulitis entsteht durch eine Entzündung im Fettgewebe der Unterhaut, während Orangenhaut ein Hinweis auf Stauungen der Lymphflüssigkeit, das heißt auf eine krankhafte Vermehrung der Eiweißkörper in den Lymphbahnen ist.

Die Orangenhaut erkennen Sie deutlich an trichterförmigen Ein-senkungen und hügeligen Ausbuchtungen der Haut. Es handelt sich um Zellansammlungen, von Falten und Druckstellen umgeben. Solche Hautveränderungen bilden sich aus krankhaften Eiweißkör-perchen (Amyloiden), die sich bei einer kohlenhydratreichen und vitaminarmen Ernährung mit viel tierischen Fetten, Zucker und Zuckerersatzstoffen als stark quellende Fasern ablagern. Wegen der eiweißreichen, teigigen Stauung in den Lymphgefäßen, durch Ent-zündungen oder durch Narben nach operativen Eingriffen ziehen sich die Poren ein, so daß die Haut die charakteristische orangen-schalenähnliche Struktur zeigt.

Ebenfalls ist zu beobachten, daß Menschen mit häufig kalten Füßen zur Bildung von Orangenhaut neigen.

Allgemeine Hinweise

Wirken Sie den ersten Anzeichen durch verschiedene Maßnahmen entgegen:

○ Tragen Sie keine runden Strumpfbänder, sondern Strumpfhosen beziehungsweise sehr elastische, luftdurchlässige Strumpfhalter.

○ Nehmen Sie keine Wärmeflaschen, keine zu heißen Bäder und vermeiden Sie lange Sonnenbestrahlungen. Begnügen Sie sich mit einer lauwarmen Dusche.

○ Gehen Sie oft in bequemen Schuhen spazieren. Spielen Sie Tennis, schwimmen Sie so häufig, wie es Ihnen möglich ist. Treiben Sie Gymnastik, vielleicht in einer Gruppe.

Bemerken Sie in Kürze keine Linderung, dann sorgt – außer der beschriebenen Ernährungsumstellung und den Ergänzungen mit Mikronährstoffen – eine regelmäßige Massage, wie manuelle Lymphdrainage, Tiefenwärme, Bürstenmassage, über mehrere Wochen oder sogar Monate für entscheidende Beruhigung.

Neigen Sie zu kalten Füßen, so sorgen Sie für eine gute Funktion der Nieren, trinken Sie zwei bis drei Liter Kräutertee am Tag. Sorgen Sie besonders vor dem Einschlafen für warme Füße. Empfehlenswert sind warm ansteigende Fußbäder. Stellen Sie die Füße bis zu den Knöcheln in ein Gefäß mit verträglich heißem Wasser und gießen Sie ständig heißes Wasser zu. Baden Sie die Füße etwa fünfzehn bis zwanzig Minuten und gehen Sie danach sofort zu Bett. Achten Sie darauf, daß die Füße gut bedeckt sind.

Ernährungsempfehlungen

Trinken Sie nüchtern eine Tasse Spierstaudentee* auf einen Liter Quellwasser*.

Trinken Sie nie zu den Mahlzeiten, sondern erst mindestens eine Stunde nach dem Essen grünen, unparfümierten chinesischen, südamerikanischen oder japanischen Tee oder Kräutertee anstelle von schwarzem Tee oder Kaffee. Das bedeutet, daß die Menge, die dem

Inhalt von fünf halben Teekannen entspricht, sich auf die Zeit zwischen den Mahlzeiten aufteilt. Meiden Sie alkoholische Getränke, weil Alkohol die Leber schädigt und zu Stauungen in den Gefäßen führt.

Verzichten Sie auf Suppen und Nachtisch und lassen Sie Kuchen, Torten und Süßigkeiten weg.

Beginnen Sie Ihr Frühstück mit Früchten (auch Beeren) – soviel Sie möchten. Zur besseren Entschlackung eignet sich ebenfalls eine Portion rohes Sauerkraut zum Frühstück.

Feldsalat, mit frischem Thunfisch und frischen Mandeln garniert, ist ein köstliches Mittagessen, ebenso wie Paprika, mit Schafskäse und Walnüssen oder Mandeln gefüllt.

Als Abendmahlzeit eignet sich Gemüse der Saison, leicht gedünstet und mit einer schmackhaften Sauce aus Joghurt versehen. Mit Mozzarella überbackenes Gemüse stellt ebenfalls eine Bereicherung Ihres täglichen Speiseplans dar.

An Fleisch ist nur gelegentlich Lammfleisch erlaubt.

Jedoch sollte mindestens einmal wöchentlich frischer Fisch auf den Tisch kommen, zum Beispiel Lachs, Lachsforelle, Bachforelle, schwarzer und weißer Heilbutt, Kabeljau, Goldbarsch, Flunder, Seeteufel.

Essen Sie viel ballaststoffreiche Getreideprodukte, wie Brot aus Hafer, Gerste oder Dinkel, zu Gemüse und Salaten.

Verwenden Sie nur kaltgepreßte Pflanzenöle mit mehrfach ungesättigten Fettsäuren, wie Weizenkeimöl, Sonnenblumenöl, Walnußöl, Sojaöl, Safloröl und Senföl*.

Sehr empfehlenswert sind Tofu*-Gerichte (siehe Rezepte im Anhang).

Bis zum frühen Nachmittag ist eine Banane, Zuckermelone oder Mango als Zwischenmahlzeit gestattet.

Ergänzende Nährstoffe

Vitamin-B-Komplex	50 mg
Vitamin B$_{12}$	50 µg
Folsäure	400 µg
Niacin	bis zu 500 mg täglich
Magnesium	500 mg

Calcium	1 bis 2 g
Ubichinon	60 bis 90 mg
Zink	400 mg
Vitamin C	500 bis 1500 mg und mehr
Vitamin D	500 bis 800 mg
Vitamin E	75 bis 400 I. E.
Mangan	30 bis 45 mg täglich.

Schwangerschaftsstreifen

Der typische Fall
Anke ist übersät mit hellgelben bis dunkelbraunen Pigmenten und Streifen. Sie ist hochschwanger und hat Angst, daß die Streifen nach der Geburt des Kindes nicht mehr verschwinden. Die 22jährige ist stark übergewichtig, schon auf den ersten Blick kann ich daraus auf eine falsche Ernährung schließen.

Weshalb treten diese Hautveränderungen auf?

Nicht nur Schwangere, sondern auch Übergewichtige, Frauen wie Männer, können davon betroffen sein. Weil die Streifen aber meist bei Frauen in der zweiten Schwangerschaftshälfte auftreten, nennt man sie »Schwangerschaftsstreifen«. Die anfangs etwas erhabenen, bläulich bis braunroten Streifen auf der Haut verlaufen parallel. Sie hängen mit einem Mangel an Vitamin E, den Vitaminen der B-Gruppe und Zink zusammen. Eine geschwächte körpereigene Abwehr kann die Bildung solcher Streifen fördern.

Während der Schwangerschaft verbrauchen das noch ungeborene Kind und seine Mutter überaus viele Nährstoffe, die meist nicht in der gleichen Menge wieder zugeführt werden. In dieser Zeit entwickelt sich die Milchproduktion durch die Brustdrüse (Laktation), und die Ausscheidung des Pigmenthormons nimmt zu. Schlechte Eßgewohnheiten, wie ein Zuviel an Wurst, Schweinefleisch, gehärteten Fetten und erhöhter Zuckerkonsum, werden während dieser

Zeit oft beibehalten, obwohl jede Frau sich während der Schwangerschaft besonders bewußt ernähren sollte. Viele Schwangere können nicht auf Alkohol und Zigaretten verzichten. Streß, Bewegungsmangel und Arzneimittel begünstigen die Pigmentstörungen. Flecken und Streifen treten auf der Bauchhaut, aber auch an anderen Hautstellen auf.

Solche Dehnungsstreifen können ebenso die Folge von Fettsucht, also starkem Übergewicht, sein. Beim Cushing-Syndrom – einer schweren Stoffwechselstörung – treten außer den Hautstreifen manchmal noch Bluthochdruck und allgemeine Leistungsschwäche auf. Die Betroffenen weisen ein Überangebot an Cortison im Körper auf – oft durch die Einnahme von Medikamenten bedingt.

Allgemeine Tips

Kurz vor der Geburt sollten Sie höhere Dosen an Vitamin B_1 einnehmen, mindestens 250 mg pro Tag. Überhaupt sollten Sie während dieser Zeit für eine ausreichende Versorgung mit den Vitaminen des B-Komplexes und mit Calcium sorgen. Die Vitamine C und E haben einen sehr guten entwässernden Effekt. Vitamin E erhöht die Elastizität und Dehnbarkeit der »Schwangerschaftsgewebe«, und Zink erleichtert nicht nur die Geburt, sondern kräftigt, zusammen mit Protein, Magnesium, Kalium, den ungesättigten Fettsäuren und Vitamin E, die Muskeln.

Während der Schwangerschaft ist Vitamin K bedeutsam, weil es die Bildung des Blutgerinnungsfaktors Prothrombin fördert. Ein Mangel an Prothrombin kann zu Blutungen führen.

Ernährungsempfehlungen

Meiden Sie Brötchen und Marmelade zu Kaffee und einer Zigarette. Für die werdende Mutter ist ein ausgeglichener Mineralhaushalt von allergrößter Wichtigkeit. Der Speiseplan sollte Nahrungsmittel vorsehen, die reich an Calcium, Magnesium, Zink, Eisen, Proteinen sind, und möglichst vielseitig sein. Vitamin K nehmen Sie mit Ei, frischem Spinat, Kohl und Blattgemüse auf.

Morgens, auf nüchternem Magen, weckt eine Portion frischen Sauerkrauts die Kreislauflabilen viel eher als eine Tasse Kaffee mit seinen Reizstoffen. Frühstücken Sie genießerisch Früchte, aber auch gute (vollwertige) tischfertige Getreideprodukte oder Brot aus Dinkelmehl, Gerstenmehl, Hafermehl, Hirsemehl oder Roggenmehl.

Am Vormittag und zwischen den übrigen Mahlzeiten können Sie immer, wenn Sie Hunger verspüren, Pflaumen oder Mandarinen, Zuckermelonen oder Mangos verspeisen.

Proteinreiche Lebensmittel sind Quark* und Hüttenkäse*, Buttermilch, Sauermilch und Schwedenmilch*, die zugleich ungesättigte Fettsäuren liefern. Bei Fleisch sollten Sie Lamm und Rind bevorzugen.

Im Sommer bilden Salate, Sojabohnen oder Tofu* mit Nüssen eine gute vollwertige und delikate Hauptmahlzeit. Als Gemüse eignen sich frische Erbsen und Bohnen, mit denen sich Kartoffeln oder Reis gut kombinieren lassen. Im Winter wählen Sie verstärkt Wintergemüse und Wintersalate, wie Grünkohl, Rosenkohl (leicht gedünstet), oder Chicorée, Endivie, Avocado und Zucchini.

Essen Sie dreimal wöchentlich Fisch, wie Lengfisch, Lachs und Limande, in allen Zubereitungsarten, dazu passen Knollensellerie, Kohlrabi und Kohlrüben oder Schwarzwurzeln, die Sie mit Nüssen garnieren, besonders gut.

Ergänzende Nährstoffe
Vitamin-B-Komplex mit
Vitamin B_6, B_1,
Niacin   400 mg täglich
Pantothensäure   250 mg täglich
Vitamin B_{12} 400 µg täglich
Vitamin E   400 I. E. täglich und äußerliche Einreibung
Vitamin D   2000 mg
Vitamin C mit
Bioflavonoiden   bis zu 4 g